Afina el oído / Attune the ear
Patient Histories for Medical Spanish Listening Practice

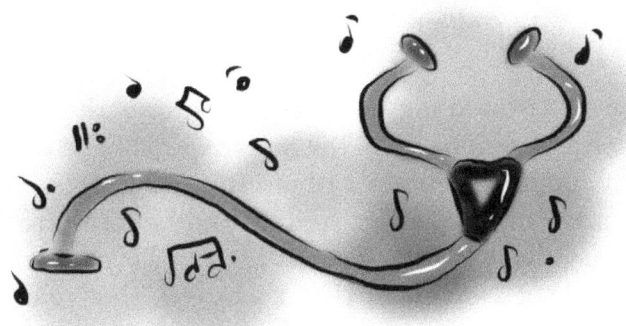

Native Spanish speakers present 68 common medical cases

+ Attune your ear to diverse accents and speech cadence
+ Pick up the meaning of colloquial phrases
+ Improve your ability to decipher language from context
+ Experience 68 common medical case presentations
+ Increase speaking fluency through lexical drills.

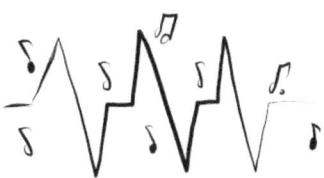

Christine E.P. Micancin, MAEd.
Illustrated by Chris Mu Say

*Gracias a Aury, Francisco, Juan Daniel,
Beatriz, Lorena, José, Zuri, Roberto, Joan,
Yajaira, Isabel, Santiago, Nadia
Patricio y Gertrudes
~ por sus voces bellas y sinceras*

This project would not have been possible without the patience and generosity of the native speakers. It would not have come to fruition without the encouragement and support of my family. And it would never have been imagined without the brief but transformative experience of teaching at UNC School of Medicine (2012-2014). Thank you to the UNC medical students for your generous hearts, inquisitive minds, and bountiful sense of humor. Y'all even brought me enormous cups of ice water to keep me hydrated and prevent an early labor. My daughter, Eve, will always be a TAR HEEL baby!

Over the course of two years 2012-2014, I recorded native speakers—originally from Colombia, El Salvador, Honduras, México, Puerto Rico, Venezuela, y Perú—who were living in or around the Triangle (Raleigh-Durham-Chapel Hill), North Carolina. They are my friends. Some my former high school students, others I approached specifically for this book, but all with incredible stories of immigration and experiences living in two cultures.

My hope with this book—as with all my endeavors— is to promote connection, understanding, compassion, and appreciation for linguistic and cultural diversity.

Each case-based interview includes the following:

Medical history interviews provide a natural body of Spanish to practice listening comprehension and "attuning the ear" to an authentic accent.

Useful words & phrases enable the student to better identify the elements of the utterances he learned and regroup to form new utterances.

Lexical drills allow the student to manipulate new vocabulary within an existing grammatical structure. The gramatical structure becomes more automatic, thereby facilitating the ease of original expression.

Question & Answer drills prepare the student for normal conversation.

ISBN: 978-1-329-19377-2

Soundcloud link for audio tracks:

https://soundcloud.com/user-630796980/sets/afina-el-oido-medical-spanish

You may also contact me by email:
christine.pate@gmail.com

Keep in mind these audio files were created by loving, like-minded volunteers, not professional voice actors :-)

Presentación del equipo médico

Tutor: ¿Cómo se llama usted?
Student: Me llamo Rosa. Soy **la enfermera.**

¿Cómo se llama ella?
    Ella se llama Liliana. Es **la psicóloga**.

¿Cómo se llama él?
    Él se llama Raúl. Es **el fisioterapista.**

¿Cómo se llama ella?
    Ella se llama Amelia. Es **la doctora.**

¿Cómo se llama usted?
    Me llamo Marcos. Soy **el cirujano.**

Question words

¿Qué?
    ¿Qué **le trae a la clínica** hoy?
    ¿Qué **síntomas** tiene?
    ¿Qué **pasó**?

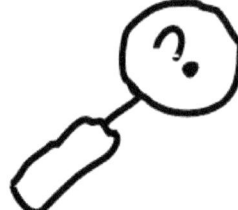

HOW ¿Cómo?
    ¿Cómo **se llama** usted?
    ¿Cómo **te llamas**?
    ¿Cómo **te sientes**?
    ¿Cómo **está** usted?
    ¿Cómo **estás**?

¿Cuándo?

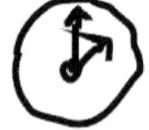

    ¿Cuándo **empezó** el dolor?
    ¿Cuándo **comenzaron** los síntomas?
    ¿Cuándo es **la operación**?
    ¿Cuándo *toma* usted **los medicamentos**?

¿Dónde?   **WHERE**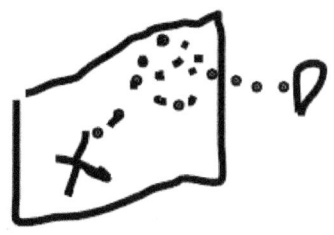

    ¿Dónde *le duele*?
    ¿Dónde *te duele*?
    ¿De dónde *viene* usted?
    ¿De dónde *vienes*?

¿Quién?

    ¿Quién es *el médico*?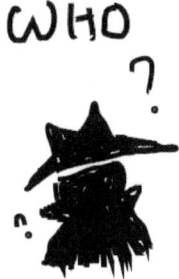
    ¿Quién es *el paciente*?
    ¿Quién *prepara* la comida?
    ¿Quién *cuida* a los niños?
    ¿Con quién *vive* usted?
    ¿Con quién *vives*?

¿Cuántos?

    ¿Cuántos *cigarillos* fuma por día?
    ¿Cuántas veces hace *ejercicio* por semana?
    ¿Cuántos *medicamentos* toma usted?
    ¿Cuántas horas *duerme* por la noche?
    ¿Cuántas *personas* hay en su casa?

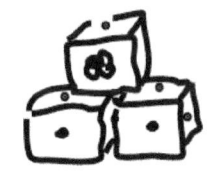

¿Cuál? ¿Cuáles?

    ¿Cuál es *el número* de teléfono?
    ¿Cuál es *su fecha* de nacimiento?
    ¿Cuál *farmacia* usa usted?
    ¿Cuáles *medicamentos* toma usted?
    ¿Cuáles *terapias* prefiere usted?

palabras y frases útiles

-me dieron — they gave me
-asociado médico — physician assistant
-muestra de sangre — blood sample
-asegurarse — to make sure
-un cultivo — a culture
-me recetó — he prescribed for me
-debo de empezar a tomar hoy — I must begin taking today
-hierro — iron
-hígado — liver
-Lo único es que — the only thing is
-la última vez que — the last time
-me quedé embarazada — I got pregnant
-estreñimiento — constipation
-aunque — even though
-tratar de evitar — to try to avoid

anemia

Me dieron una cita con un asociado médico aquí en el hospital. Él me dijo que quería tomar una muestra de sangre para que el laboratorio pudiera hacer varios estudios.
Él quiere asegurarse que no tengo anemia y también quiere hacer un cultivo para asegurar que no tengo ninguna infección.
Por si acaso tengo una infección, me recetó este antibiótico que debo de empezar a tomar hoy. Si resulta que no es una infección, él me vaya a llamar para decirme que puedo dejar de tomarlas.
Si es que tengo anemia, tengo que hacer varias cosas. Para empezar, tengo que tomar pastillas de hierro y también tengo que comer ciertas comidas, como la carne roja, espinacas, brócoli, y cualquier otra verdura verde, frijoles, hígado, y otras cosas que naturalmente tienen mucho hierro.
Lo único es que la última vez que me quedé embarazada, me tocó tomar pastillas de hierro y me causaron mucho estreñimiento—aunque tomaba agua todo el día. Por eso, si es que me toca tomarlas de nuevo, esta vez también voy a tomar unas pastillas que se llaman Colace, para tratar de evitar el estreñimiento.

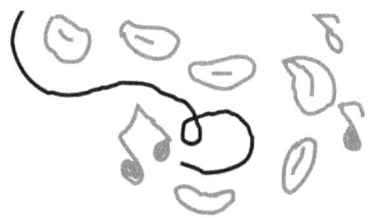

Problemas intestinales

¿Tiene dolor en **el abdomen**?
¿Le duele **el estómago**?
¿Siente usted dolor en **la barriga**?

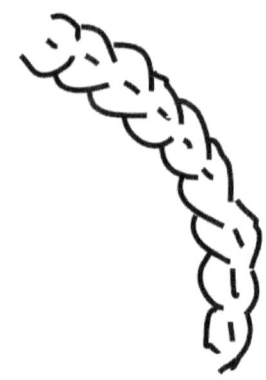

¿Ha notado **sangre en el vómito**?
¿Ha notado **sangre en las heces**?
¿Ha notado **acidez o ardor del pecho**?
¿Ha notado **cambios del apetito**?
¿Ha notado **cambios del peso**?

¿Ha tenido **las heces** muy oscuras?
¿Ha tenido **retortijones en las tripas**?
¿Ha vomitado **muchas veces**?
¿Ha estado **estreñido/a**?
¿Ha sentido **inflado/a**?

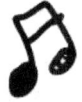

¿Cuándo fue la última vez que **hiciste popó**? (informal)
¿Cuándo fue la última vez que **evacuó los intestinos**?
¿Cuándo fue la última vez que **defecó**?

¿Cuántas veces **ha vomitado**?
¿Cuántos **episodios de diarrea** ha tenido?
¿Cuántas veces **evacúa los intestinos**?
¿Cuántas veces siente usted **acidez del pecho**?

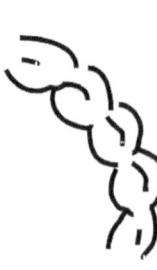

¿Qué **estaba comiendo** antes de sentirse enfermo?
¿Qué **estaba tomando** antes de sentirse enfermo?
¿Qué **estaba haciendo** antes de sentirse enfermo?
¿Qué **estaba bebiendo** antes de sentirse enfermo?

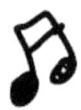

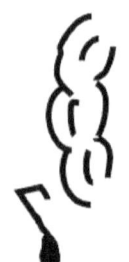

palabras y frases útiles

-mi sobrino se graduó — my niece graduated
-mariscos — seafood
-el sabor — flavor
-extraño — strange
-No me fije mucho en eso — I didn't give it much thought
-tuve muchas erupciones — I had a lot of eruptions (rash)
-asco y nauseas — disgust and nausea
-Me tenía que acostar — I had to lie down

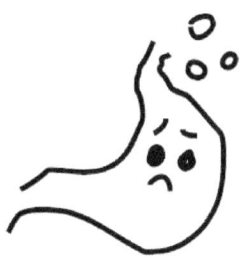

malestar del estómago

Doctor, mi sobrino se graduó del colegio el otro día y estábamos celebrando en un restauran'. Yo comí mariscos afuera y el sabor fue...un poco extraño— no muy bien. No me fije mucho en eso hasta después tuve muchas erupciones. Y luego un poco de asco y nauseas, con dolor en mi estómago.
Me tenía que acostar en la cama después de regresar a la casa. Mi mamá me ofreció una sopa o té pero no tenía hambre. Tenía malestar del estómago.
Unas horas después, empecé a vomitar constantemente. No me sentí bien.
Ahora me siento bien. Pero no sé que pasó.

palabras y frases útiles

-me da mucha pena — it gives me much difficulty (shame or pain)
-ya no aguanto más — I cannot put up with it anymore
-fíjese que — Note that...
-parezco — I seem
-Me dan unas ganas de orinar — I get urges to urinate
-sale una gotita — a little drop comes out
-la cintura — waist
-en donde orino — urethra
-comezón — itchiness
-Tengo mucha sed — I am very thirsty
-tuvo algo similar — she had something similar
-Ya no podía — She could no longer
-a mí me fascina — I like very much
-le tocaba picarse— she had to prick herself
-una aguja — a needle
-sacarse sangre — take out blood
-los niveles de azúcar — blood sugar levels

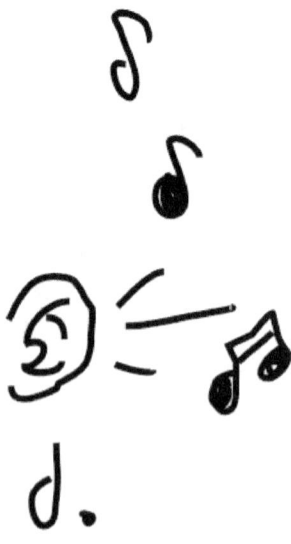

infección urinaria

Doctor, me da mucha pena tener que hablar con usted sobre esto pero ya no aguanto más. En esta última semana, fíjese que... parezco que estoy corriendo al baño cada minuto. Me dan unas ganas de orinar todo el día. Y la verdad es que no quiero porque me duele muchísimo.

Muchas veces cuando voy, trato de ir y ni me sale nada o sale una gotita. Y no sé que me está pasando. Y también siento mucho dolor en la cintura y en donde orino tengo mucho comezón.

Tengo mucha sed pero no quiero tomar mucho porque eso va a causar que tenga que ir al baño con más frecuencia. Y ya no quiero orinar nunca con el dolor que estoy sintiendo.

Me estoy muy preocupada porque mi abuelita tuvo algo similar. Ella tenía mucha, mucha sed todo el tiempo. Y después, los doctores hicieron unos exámenes. Y le dijeron que ella tenía azúcar en la sangre. Creo que le dicen diabetes. Yo no quiero ser diabética—Creo que le dicen—porque ella tuvo que cambiar toda su dieta. Ya no podía tomar soda— que a mí me fascina. Y es bien difícil. Y cada día— como tres veces al día—le tocaba picarse con una aguja y sacarse sangre para saber en dónde tenía los niveles de azúcar.

palabras y frases útiles

-Traje a mi niña — I brought my "girl" (daughter)
-Que me la revises —that you check / examen her
-calentura y tos — fever and cough
-un resfriado — common cold
-agarrar — grab / catch
-desde ayer— since yesterday
-estuvo jugando — was playing
-he notado — I have noticed
-se le ha subido —it has risen (her fever)
-ya le tardó — it's already lasted

La calentura con tos

Hola, doctor. Buenas tardes. Traje a mi niña. Que me la revises, por favor. Porque tiene calentura y mucha tos. Yo pienso que es un resfriado que ella agarró desde ayer que estuvo jugando con agua en el patio. Eh...he notado estos síntomas desde ayer. Y por favor, necesito que me ayude porque he notado mucha calentura. La calentura se le ha subido mucho. Ciento punto dos (100.2).
Entonces, estoy un poquito preocupada porque la calentura ya le tardó más de tres días.

palabras y frases útiles

-lo más que yo pueda — the most that I (possibly) can
-salió a comer — went out to eat
-me pegó un empacho — I got hit with indigestion
-se me quitó — it stopped / it left me
-la pollera — poultry plant
-me ha pegado unos ascos — I've been hit with nausea
-he llegado a vomitar — I have arrived (at the point of) vomiting
-energía le saca — the energy it takes out of you
-el cuerpo — the body
-cuando se la pasas — when you spend all day / all the time
-por la causa de — due to the / caused by
-un olor bien fuerte — a very strong odor / smell

las nauseas

Pues...fíjese que sí, doctora. El mes pasado, yo viajé a Perú. Allí es donde vive toda mi familia. Y aunque vi a mi familia, principalmente yo quisiera ver a mi mami. Como ya es tan anciana, me gustaría verla lo más que yo pueda.

Un día, toda la familia salió a comer 'chancho.' Usted sabe qué es eso, ¿verdad?...El puerco. Y no sé si no estaba cocinado bien o...o no sé. Pero me pegó un empacho y después esa noche y el próximo día por la mañana me estuve con una diarrea horrible.

Pero de allí, ya se me quitó. Y todo bien. Lo que sí noté, cuando regresé y me regresé a mi trabajo en la pollera, me ha pegado unos ascos tremendos y lo tengo todo el tiempo.

Nunca he llegado a vomitar pero sí he tenido vómitos secos.

Usted no sabe cuánta energía le saca uno el cuerpo cuando se la pasas con nauseas todo el tiempo.

¿Usted piensa que esto puede ser por la causa de todos los químicos que usamos allí?

Tienen un olor bien fuerte. No sé si esto será lo que me está causando todas las nauseas y el malestar que he sentido.

palabras y frases útiles

-me empezaron a salir — started to come forth
-espinillas o vejiguitas —little spines or blisters
-nunca había escuchado de —never had I heard of
-se puede tratar de manejar — one can try to manage it
-evitar que me salga — avoid that it comes forth
-he notado que — I've noticed that
-sí me ha alborotado — it does breakout
-así me la hace peor — like that it's made worse for me
-me empezó a picar — it started to itch me
-allí me di cuenta —there I realized
-las ronchitas o las vejiguitas rosadas — red spots / pink blisters

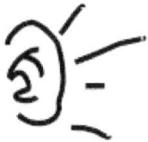

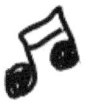

La rosacea

No, en realidad, yo no he tenido problemas con mi piel en el pasado, nunca. Y hace como cinco años me empezó a salir...me empezaron a salir unas espinillas, o vejiguitas en el cachete derecha de mi cara cerca de mis labios. Eran vejiguitas con pus y estas vejiguitas salían y... a los días se desaparecían. Y así sucedió como por un año. Y siempre en el mismo área del cachete.

Después de un año, pues, decidí ir a la dermatóloga porque no sabía que era porque están saliendo todo el tiempo. Cuando fui a la dermatóloga, le expliqué la historia. Ella, pues, me dijo que tenía rosacea. Nunca había escuchado de rosacea pero me enseñó que rosacea es una enfermedad, una condición de la piel que no tiene cura, pero que es tratable —que se puede tratar con medicinas orales o con cremas. Y que también se puede tratar de manejar.

Ya tengo cinco años con rosacea y cada vez es como más fuerte o progresa más. Y por ejemplo, ahora me salen espinillas en la frente, en los cachetes, y aveces en el mentón. Para esto, pues, ya me recomendó (me recetó) una crema que se llama "Orasea" y un jabón "Ovasea"— creo que es como se llama—para lavarme la cara todos los días. Y bueno, también me explicó de como prevenir o evitar que me salga la rosacea.

Hay elementos que pueden...um ¿cómo decir?... alborotar o hacer que me salga rosacea o espinillas en la cara. Por ejemplo, el cambio de temperatura fuerte —si está muy caliente, muy húmedo afuera. O por ejemplo, si tomo alcohol. O por ejemplo si no duermo suficiente. Con todo esto he notado que sí me ha alborotado la rosacea. Así me la hace peor.

Hace dos meses fui para Florida, Miami. Y el mismo día—eso fue ahorita en junio—el mismo día que llegué a las cuatro horas me empezó a picar la cara. Me picaba la frente. Me picaban los cachetes. Y allí me di cuenta que rápidamente tenía que tomar la medicina más fuerte para cuando se alborota la rosacea. Esta medicina se llama Monodox y me ayuda controlar esos eventos de rosacea fuertes. Y tomé la medicina por como una semana pero me di cuenta que a los dos, tres días se me empezó a calmar la picazón. Y se empezaron a desaparecer las ronchitas o las vejiguitas rosadas.

palabras y frases útiles

-ronchas en la piel — rash on the skin
-había trabajado — I had worked
-picar en el brazo derecho — to itch on my right arm
-se veían rosadas...y picaban — they looked pink ...and itched
-no sé que son — I don't know what they are
-tomar una muestra — take a sample
-tableta pequeña de vidrio — small glass slide
-raspar — to scrape
-sarna — scabies
-no quiero arriesgarme — I don't want to take the risk
-adelgazar la piel — to thin the skin
-darle un color azulado o pálido — bluish or pale color
-Se me quitó la picazón. — The itching stopped.

ronchas en la piel

Hace unos días fui al dermatólogo porque me empezaron a salir ronchas en la piel. Yo estaba trabajando en el hospital como interprete y había trabajado sábado y el día domingo también fui a trabajar. Ese día domingo en la tarde me empezaron a salir ronchitas y a picar en el brazo derecho y después en el brazo izquierdo y también en las piernas. Como a las tres horas tenía ronchas en todas partes: en mis brazos, en mis piernas, y un poquito en mi pecho. Las ronchitas se veían rosadas...y picaban. Entonces, pues, fui el lunes a la dermatóloga. La dermatóloga...pues...cuando las miró, inmediatamente dijo: "La verdad que no sé que son...pero vamos a...te voy a tomar una muestra para mirarla bajo el microscopio. Entonces la doctora trajo una tableta pequeña de vidrio con la que raspó tres ronchitas (la superficie de la roncha). Y cuando la miraba bajo el microscopio me dijo que no había sarna ni "escabiosis"—que es algo bueno— pero que no sabía que era. Que no tenía un diagnóstico. Entonces pues, dijo que solamente me podía recetar un antibiótico para la piel, una crema.
    Yo—en realidad—esperé. No he usado el antibiótico porque no quiero arriesgarme las consecuencias. Este antibiótico puede adelgazar la piel o darle un color azulado o pálido.
    Y pues, yo preferí esperar.
Han pasado ya tres semanas y las ronchas se me han mejorado. Se me quitó la picazón. Y pues, no usé el antibiótico. Así que yo espero que se desaparezcan totalmente. Ya estoy mejor.

Evaluación de la piel

Paciente: Tengo *ronchas y ampollas* aquí en esta parte.
Médico: Es una *reacción alérgica*.

    Tengo *un sarpullido* aquí.
    Es una *infección de hongos*.

    Tengo una *bolita dolorosa* aquí.
    Es *un nodo linfático* hinchado.

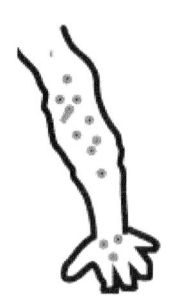

    Tengo *la piel roja y hinchada* en esta parte.
    Es una *reacción alérgica*.

    Tengo *granitos y manchitas rojas*.
    Creo que es *acné*.
    Necesito *raspar una muestra*.

    Tengo una *llaga* aquí con *costras amarillas*.
    Es una infección. ¿Te picó un insecto?

Paciente: ¿Qué es lo que mejora el comezón?
Médico: Necesita usar cremas y compresas frías.

    ¿Qué es lo que mejora el lagrimeo?
    Necesita usar una venda para no rascarse.

    ¿Qué es lo que mejora la quemadura del sol?
    Necesita usar una pomada de aloe vera.

    ¿Y las llagas con costras amarillas?
    Necesita usar un ungüento antibiótico.

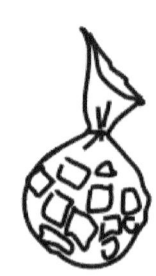

    ¿Hay algo que reduce el picazón?
    Necesita usar una loción con medicamentos

¿Ha notado algún cambio **en los lunares**?
¿Ha notado algún cambio **en el borde del lunar**?
¿Ha notado algún cambio **en la forma del lunar**?
¿Ha notado algún cambio **en el color del lunar**?

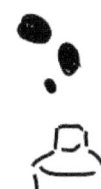

¿Ha estado expuesto **a productos químicos**?
¿Ha estado expuesto **a pesticidas**?
¿Ha estado expuesto **al sol** por mucho tiempo?

¿Ha experimentado recientemente **mucho estrés**?
¿Ha experimentado recientemente **problemas en la piel**?
¿Ha experimentado problemas **otro miembro de la familia**?

¿Ha tenido este problema antes anteriormente?
¿Era más serio?
¿Ha tenido fiebre o calentura? **¿De qué grado**?
¿Ha tenido problemas **gastrointestinales**? **respiratorios**?
¿Ha tomado medicinas para aliviar el dolor? **¿Cuáles**?

¿Cuándo notó **el cambio**?
¿Cuándo notó **las ronchas**?
¿Cuándo notó **la llaga**?
¿Cuándo notó **la bolita**?

¿Cuándo brotó **el sarpullido**?
¿Cuándo salió **la erupción**?
¿Cuándo comenzó **el comezón/ el picazón**?
¿Cuándo comenzó **el hinchazón**?
¿Cuándo comenzó **el problema**?

¿Cuándo brotaron **las ronchas**?
¿Cuándo salieron **los granos**?
¿Cuándo comenzaron **los síntomas**?

¡Esto es urgente! Usted **ha desarrollado** cáncer de la piel.
¡Esto es urgente! Usted **ha contraído** una infección grave.
¡Esto es urgente! Usted **ha tenido** una reacción alérgica

palabras y frases útiles

-me empezó como una llaga — it started like a wound
-arriba de la mano — above the hand
-piquete de mosco — bug bite
-Yo me lo empecé de rascar — I started to scratch it
-no sabía que — I didn't know that
-yo lo estaba regando mi cuerpo —I was watering* my body
*She believes the weeping fluid caused the spread of more rash.
-se me empezó a pasar — it started to spread
-peligroso — dangerous
-no me dejaba dormir — it did not let me sleep
-Yo me despertaba — I would wake up / I woke up (repeatedly)
-yo me quería seguir rascando — I wanted to keep scratching
-entre más..., más — the more you...
-lo esparces — you spread it
-lo que me recomendaban — what they recommended to me
-aveces ponerme hielo — sometimes put ice on me
-me tardó como dos...casi tres semanas — it lasted 2-3 weeks
-tres semanas me duró — it went on for 3 weeks
-trabajo de jardinería — gardening
-me está ayudando — are you helping me

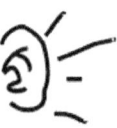

El pica pica

Este...pues...mi experiencia con el poison ivy—
Nosotros lo llamamos allí en México el "pica pica—
es una planta venenosa que cuando tú la tocas, el
"oil" se te corre en la piel. Entonces a mí me empezó
como una llaga en la mano. Aquí, arriba de la mano.
Entonces, yo pensé que era un piquete de mosco. Yo
me lo empecé de rascar y rascar. Y ese día...de más
me rascaba en la noche, más me picaba.
Entonces, yo no sabía que esa agua que me picaba,
yo lo estaba regando mi cuerpo. Entones...
de repente...se me empezó a pasar en todo mi
cuerpo: en las piernas, en las manos, en el parte de
mi cuello.
Entonces, es muy peligroso. Y hay gente...
Y eso no me dejaba dormir en las noches. Yo me
despertaba con una desesperación. Y que no podía
dormir y yo me quería seguir rascando pero entre
más te rascas, más lo esparces en tu cuerpo.
Entonces, lo que me recomendaban—ponerme una
crema. Me puse varias cremas que el doctor
me recomendó. Y por las noches aveces ponerme
hielo para no seguirme rascando.
Pero, sí, me tardó como dos...casi tres semanas. Casi
tres semanas me duró. Y—gracias a Dios—fue una
experiencia muy fea que...ahora que...cada que...
quiero que hacer trabajo de jardinería...
prefiero pagar y no hacerlo.
*Y usted, ¿me está ayudando?
¿Usted me está ayudando?

*baby-talk to baby in arms

palabras y frases útiles

-nunca me había sentido — never had I felt
-se me iba — it was leaving me
-como un desmayo — like a fainting spell
-no caí al piso — I did not fall to the floor
-salí — I left
-caminé — I walked
-hice una cita — I made an appointment
-me mandó — he sent me to

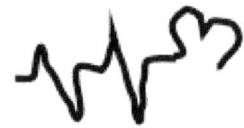

Palpitaciones del corazón

Okey, el año pasado...no acuerdo exactamente la fecha, estaba en el baño y estaba lavando las manos en el baño y de repente sentí una sensación que nunca me había sentido. Sentí...como que...como que mi vida se me iba. Como un desmayo. Pero la verdad no caí al piso. Entonces salí del cuarto, caminé al teléfono para llamar 9-1-1. Pero cuando ya me sentí que me recuperé, no llamé la 9-1-1 sino que hice una cita con mi doctora. Y ella me mandó con un cardiólogo. Y me pusieron una maquina, un monitoreo por tres días para chequear mi corazón. Y después fui a ver el cardiólogo. Bueno, el cardiólogo dijo que mi corazón estaba haciendo
153 palpitaciones por minuto y esta era un poquito acelerado. Y que mi colesterol estaba un poquito...el bueno estaba malo y lo malo, bueno.
Bueno, entonces, me recomendó tomar este aceite de pescado...y pues...pues hasta ahora, estoy bastante bien.

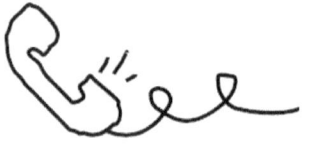

Dolor del pecho

Paciente: Me duele el pecho.
Médico: ¿Cómo es el dolor?

    Es un dolor agudo como si te hubieran apuñalado.
    ¿Es constante o viene y va?

    Es un dolor que viene y va.
    ¿Es un dolor que aprieta?

    No, no aprieta. Es un dolor palpitante.
    ¿Es un dolor que arde?

    No, no me arde…
    Pero es agudo como si te hubieran apuñalado.

Voy a escuchar **el corazón**.	**Permítame**, por favor.
Voy a escuchar **los pulmones**.	**Respire** profunda, por favor.
Voy a tomar **su pulso**.	**Permítame,** por favor.
Voy a medir **la presión de sangre**.	**Déme el brazo**, por favor.
Voy a escuchar **el corazón.**	**Permíteme**, por favor.

Necesito escuchar **el corazón**.	**Permítame**, por favor.
Necesito escuchar **los pulmones**.	**Respire** profunda, por favor.
Necesito tomar **su pulso**.	**Permítame,** por favor.
Necesito medir **la presión** de sangre.	**Déme el brazo**, por favor.
Necesito escuchar **el corazón**.	**Permíteme**, por favor.

¿Ha tenido *dolor de pecho*?
¿Ha tenido *falta de aire*?
¿Ha tenido *sudores por la noche*?
¿Ha tenido *hinchazón en los tobillos*?

¿Usted sufre de *colesterol alto*?
¿Usted sufre de *presión alta*?
¿Usted sufre de *desmayos*?
¿Usted sufre de *hormigueo* en las manos y los pies?

palabras y frases útiles

-tenía mascotas — it had pets
-me cerraron los bronquios — my bronchi closed
-sentía que yo no podía respirar — I felt that I couldn't breathe
-cuando ya me vine manejando — when I was driving home
-me volví a sentir lo mismo — I started feeling the same
-me bañé muy bien — I bathed really well
-Ya no me estaba funcionando — it wasn't working anymore
-me cerraban mas seguido — they closed quickly
-cabello / pelo del gato — cat hair
-me lo dieron allá — they gave it to me there (the treatment)
-sacar exámenes — to do tests
-se dieron cuenta que — they realized that
-darse cuenta — to realize

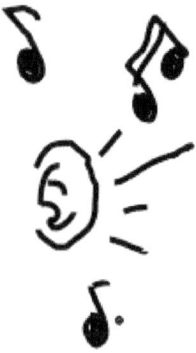

las alergias

Fue un día que me fui a limpiar una casa. La casa tenía mascotas. Tenían perros y gatos. Entonces, yo sufro del asma…y pues, yo no tomé nada. No me protegí. No me puso una máscara en la nariz.
Y estuve respirando todo el tiempo que yo estaba trabajando. Pero…este…terminé limpiar la casa. Es más cuando yo estaba trabajando me sentí que me cerraron los bronquios. Utilicé mi 'espray'…y me ayudó en el momento.
Pero cuando ya me vine manejando, me volví a sentir lo mismo. Entonces volví a utilizar el espray.
Ya cuando vine a la casa, me bañé muy bien. Me cambié de ropa. Pero ya más tarde yo sentía que yo no podía respirar con el espray que tenía— el albuterol.
Ya no me estaba funcionando. Y yo me sentía que me cerraban mas seguido los bronquios.
Entones, me dijeron que era como un…este…como un ataque de asma que me dio. Fue la reacción del cabello del gato, del pelo del gato. Entonces, me fui al hospital y tuvieron quedarme un tratamiento— ¿cómo se dice?—un nebulizer. Me lo dieron más fuerte. Entonces, ya me lo dieron allá. Me dieron muchas pastillas. Me sacaron unos exámenes. Y, sí, se dieron cuenta que el cabello de gato me dio como una crisis…de asma.

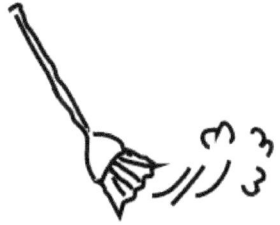
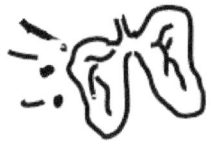

palabras y frases útiles

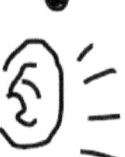

-no me cuidé — I did not take care of myself
-el tímpano — the tympanic membrane
-Se me perforó — was perforated
-del oído izquierdo — of the left ear
-del oído derecho — of the right ear
-Perdí — I lost
-cincuenta por ciento — 50%
-mi audición — my hearing
-zumbido — buzzing
-es desesperante — it's desperate (makes me feel)
-Metí un hisopo de algodón — I put a cotton swab
-sorda — deaf
-hormigueo — tingling (like ants biting = las hormigas)
-tenía una gripe — I had a flu
-un resfriado agudo — a severe cold
-Cuando bajo… —When I lower
-siento que se destapa — I feel it is uncovered/"unplugged"
-se tapa nuevamente — it is covered/"plugged up" again
-me arde demasiado — it burns too much
-Me da un dolor ardiente — It gives me a burning pain
-recuperar la audición — recuperate my hearing

infección del oído

Hola, doctor. Estoy aquí porque me dio una infección muy fuerte del oído y, pues, no me cuidé muy bien. Se me perforó el tímpano del oído izquierdo. Perdí como cincuenta por ciento de mi audición. Y tengo un horrible zumbido que es desesperante. Metí un hisopo de algodón y vi un poquito de sangre. Desde como cuatro días me sale sangre y ahora estoy más sorda.

Aparte de eso, me pongo muy caliente. Mi cara se pone muy roja. Y siento como un hormigueo en las manos y piernas. Hace unos días tenía una gripe—un resfriado agudo—que presentaba mucha congestión nasal.

Ahora siento liquido en el oído. Cuando bajo la cabeza siento que se destapa. Y cuando vuelvo a levantar mi cabeza, se tapa nuevamente.

En la sala de emergencias me recetaron unas gotas de fixamicin que tienen neomicina, hidrocortisona.

Pero no puedo aplicármelas porque me arde demasiado. Me da un dolor ardiente cuando intento aplicar las gotas. ¿Debo aplicarme las gotas aunque me duela? ¿Qué puedo hacer para ayudar a sanarme el oído? Quiero saber si hay forma de recuperar la audición.

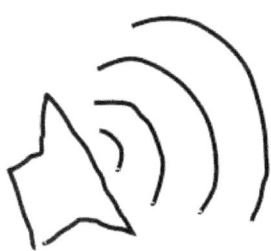

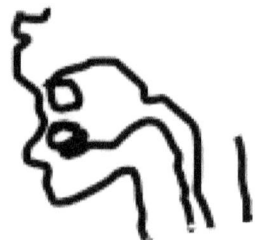

El Otorrinolaringólogo / ENT

los oídos

¿Ha tenido dificultad al **oír**?	hearing
¿Ha notado **un zumbido** en los oídos?	ringing
¿Ha tenido **una lesión** en el oído?	injury
¿Ha tenido **infecciones** frecuentes?	infections
¿Ha notado **drenaje o exudado**?	drainage
¿Ha experimentado **mareos o vértigo**?	dizziness

la naríz

¿Ha tenido **congestión** frecuente?	congestion
¿Ha tenido **hemorragias nasales**?	nose bleeds
¿Ha notado presión en los **senos nasales**?	sinus pressure
¿Ha tenido **catarro o resfriado** frecuentes?	colds

la garganta

¿Ha tenido **dolor de garganta**?	sore throat
¿Ha tenido **dificultad para tragar**?	difficulty swallowing
¿Ha tenido **tos**?	cough
¿Ha tenido **flema al toser**?	phlegm/ wet cough
¿Ha producido **esputo con sangre**?	blood in sputum

La faringitis estreptocóccia

Las amígdalas están infamados.
Las amígdalas presentan con manchas de color amarillo.
Los ganglios linfáticos del cuello están hinchados.
Puede provocar **dolor de cabeza, dolor de estómago, náuseas, vómitos, y cansancio.**
No suele provocar **tos, estornudos, congestión** u otros síntomas de resfrío.
Los médicos recetan antibióticos con el fin de evitar complicaciones relacionadas.

palabras y frases útiles

-alta presión de la sangre — high blood pressure
-a ellos les han dicho — they have been told
-tiene mucho que ver con esto — has a lot to do with this
-fruta y verduras — fruits and veggies
-cosas no procesadas — unprocessed things (foods)
-mucha sal — a lot of salt
-Lo que sí como mucho — What I DO eat a lot of...
-nadie me lo va a quitar — nobody's going to take that away!
-para que no me pase de nada — so nothing bad happens to me
-de vez en cuando — once in a while
-(hacer) ejercicio — (to do) exercise
-trato de cada día hacer algo — I try to do something everyday
-se me hace un poco difícil — it's a little hard for me
-la misma cuadra — the same block
-hago esa vueltecita — I do that circular "loop"
-que está pasando alrededor — what is happening around me
-trapear el piso — mop the floor
-pasar la aspiradora — vacuum

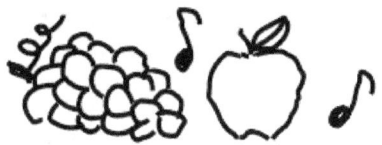

mi dieta

Bueno...mire. En cuanto a mi dieta, yo creo que como bastante bien. La razón es porque yo tengo varios miembros de mi familia que sufren de alta presión de la sangre y también de colesterol. Y a ellos les han dicho que la dieta tiene mucho que ver con esto y si no quieren tener problemas con el corazón, que es muy importante llevar una buena dieta.

Entonces yo como muchas verduras, mucha fruta y cosas que no son muy procesadas. También me han dicho que ellos no pueden comer mucha sal. Entonces no pongo mucha sal en la comida. Lo que sí como mucho son mis frijoles negros. ¡Eso sí que me fascina y nadie me lo va a quitar!
También, de plano, las tortillas. Esas son deliciosas. Pero cuando como eso, trato de comer un poquitito para que no me pase de nada. El plátano también me gusta mucho pero eso es frito. Entonces solo lo como de vez en cuando.
También a mi hermano—que sufre del colesterol bastante mal—le dijeron que sería muy importante hacer mucho ejercicio. De ejercicio no me paso pero sí trato de cada día hacer algo.
En donde yo vivo se me hace un poco difícil porque no hay muchos lugares en donde yo puedo salir a caminar y no estar metido por medio del tráfico. Entonces camino la misma cuadra y hago esa vueltecita como tres o cuatro veces cada noche después de que termino mi cena.
En los fines de semanas yo voy al parque y allí sí se me hace más fácil caminar largas distancias y no preocuparme del tráfico ni nada que está pasando alrededor.
Eso es lo que yo hago. También hago las cosas alrededor de la casa. Yo pienso que es como un ejercicio también, o sea, trapear el piso o pasar la aspiradora. Eso también toma un poco de energía. ¿Verdad?

palabras y frases útiles

-el problema empezó — the problem started
-el ojo derecho — the right eye
-comezón y ardor — itching and burning
-Empecé a sentir — I started to feel
-comenzó hace cuatro días — started 4 days ago
-los dos ojos superando — both eyes suppurating
-De lo que yo sepa — From what I know
-ninguna herida — not any wound
-ciega — blind
-a visión borrosa — blurry vision

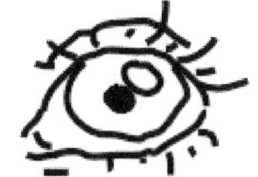

el ojo derecho

Yo creo que el problema empezó en el ojo derecho. Empecé a sentir mucha irritación, mucha comezón y ardor. Eso comenzó hace cuatro días. Al tercer día, también empecé a sentir lo mismo en el ojo izquierdo. Ya hoy amanecí con los dos ojos superando. Yo ni sabía que eso podía salir de los ojos. De lo que yo sepa, no tengo ninguna herida en los ojos. Yo estoy muy preocupada, doctor, porque no quiero quedarme ciega. Yo tengo tres chiquillos que me necesitan y necesito trabajar.
¿Qué es lo que me está pasando?
¿Qué es lo que tengo?
¿Es alguna infección?
¿Voy a necesitar cirugía?
O ¿tiene usted alguna medicina que me puede recetar? ¿Piensa que esto puede afectar mi vista?
De vez en cuando tengo la visión borrosa.
¿Puede ayudarme, doctor, por favor?

palabras y frases útiles

-amanecí — I awoke
-lagañas — crusty eye "boogers"
-Creo que fue por un resfriado — I think it was due to a cold
-quisiera que — I would like that (if it were possible) *polite*
-usted me recetara — that you would prescribe

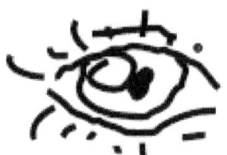 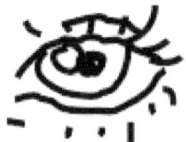

el conjuntivitis

Hola, doctor. Estoy aquí porque hace dos días amanecí con el ojo rosado. Y pues...ya es el segundo día y hoy amanecí con lagañas o mucosidad en mis ojos.
Creo que fue por un resfriado. No sé, pero, pues... quisiera que usted me recetara una medicina o algo porque sé que esto es contagioso y no quiero ir a trabajar a mi clínica donde trabajo. Y no quiero contagiar a los colegas ni a los pacientes.
¿Me puede recetar algo, por favor?
o ¿Qué debo hacer?

El examen físico

1) Voy a hacer **el examen físico**.
QUÍTESE la ropa y **PÓNGASE** la bata.
Por favor, **SIÉNTESE** en la camilla.

2) Voy a examinar **la glándula tiroides**.
Por favor, **TRAGUE**.
SUBA los hombros contra mi resistencia.

3) Voy a examinar **los ojos**.
QUÍTESE las gafas, por favor.
SIGA mi dedo con los ojos sin mover la cabeza.
ESCOJA un punto en la pared y **FÍJESE** en él.

4) Voy a examinar **los oídos**.
CIERRE los ojos. **DÍGAME** de qué oído oye este sonido.

5) Voy a examinar **la boca**.
ABRA la boca. **DIGA** "Ahhh."

6) Voy a examinar **los pulmones**.
RESPIRE profundo…y **SUELTE**.

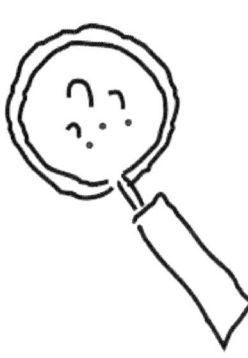

7) Voy a palpar **el abdomen**.
RECUÉSTESE, por favor.
¿Le causa **dolor** cuando presiono aquí?

8) Voy a examinar **las articulaciones**.
PERMÍTEME mover la pierna.
ENSÉÑEME las manos. **SEPARE** los dedos.
HAGA un puño. **AGARRE** mis dedos con fuerza.

9) Voy a examinar **la flexibilidad**.
TOQUE la barbilla al pecho. **TOQUE** la barbilla al hombro.
PÓNGASE de pie. **DOBLE**…tratando de tocarse los pies.

10) Voy a examinar **los reflejos**.
RELAJE los brazos/ las piernas **lo más que pueda**.

palabras y frases útiles

-me preguntó — he asked me
-dormir bien — to sleep well
-Comer saludable — to eat healthy
-en movimiento — in motion
-Estar ocupado — to be busy
-Cualquier ejercicio — any kind of exercise

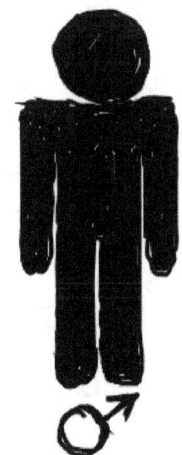

un chequeo anual (adulto/hombre)

Después de un chequeo...de físico, de cada año, el médico me dijo que todo estaba bien...todo bien. Físicamente bien. Y al final me preguntó qué hago para estar bien. Bueno...una de las cosas es dormir. Tratar de dormir bien. Comer saludable. Bueno...a mí me gusta mucho la tortilla, el queso, el arroz, la mantequilla, frutas, vegetales. Eh...sí (risa) ¿Ketchup? (risa)
Entonces, creo que es importante también hacer ejercicio. Estar en movimiento....Estar ocupado. Hacer ejercicio. Cualquier ejercicio es bueno.

Enfermedades de transmisión sexual (hombres)

¿Estás sexualmente **activo**?
¿Tienes relaciones con **hombres, mujeres, o los dos**?
¿Tienes más de un **compañero sexual**?
¿Usas un condón cada vez que **tienes sexo**?
¿Tomas precauciones **para no contagiarse** de una ETS?

¿Ha notado cambios de la piel **del pene o del escroto**?
¿Ha notado **secreción** del pene?
¿Ha notado **hinchazón** del escroto?
¿Ha notado **un bulto** en la ingle?

¿Cuándo **se manifestó**?
¿Hace **dos días**?
¿Hace **una semana**?
¿Hace **un mes**?

¿Dónde **te duele**?
¿**Aquí**? Indica con el dedo, por favor.
¿El dolor **se extiende** a otras partes?
¿Adónde **se extiende**?
Por favor, **describe** el dolor.
¿Duele **mucho o poco**?

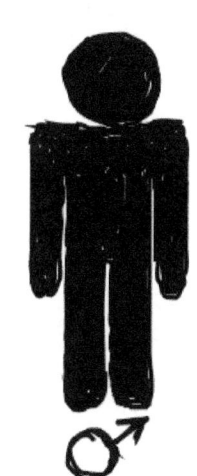

Antes de empezar…
Quiero que sepas que _toda tu información es confidencial._
Quiero que sepas que _los resultados son confidenciales._
Quiero que sepas que _esta conversación es confidencial._

Si la prueba es positiva para VIH, _debes notificar tu pareja._
Si la prueba es positiva para VIH, _debes tomar medicina._

Es posible que puedas _recibir tratamiento a bajo costo_.

La prueba fue negativa…
    esto significa que _no has sido infectado con VIH._
    esto significa que _no tienes el virus._

palabras y frases útiles

-para mantenerme en forma — to stay in shape
-buena salud — good help
-por lo menos — at least
-ingerir — ingest
-estoy mayor — I am older
-siento más cansada — I feel more tired
-acostumbraba caminar — I was accustomed to walking
-Yo espero poder de — I hope to be able to
-hacer de nuevo — to do it again

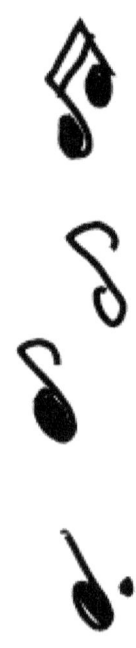

un chequeo anual (adulta/mujer)

Bueno...yo—para mantenerme en forma, para mantener buena salud—yo trato de dormir por lo menos seis horas cada noche. Pero es muy difícil. Aveces trato de dormir siete.
Los fines de semana—el sábado y domingo— sí, trato de dormir mucho—nueve horas—para recuperar el sueño.
En referencia de la...a mi dieta, pues, yo como de todo. Me gustan todas las comidas. Trato de comer saludable y de ingerir vegetales, frutas en mi dieta. Tomar leche todos los días, yogur, queso. Trato de comer..eh..cereal todas las mañanas para el desayuno.
En referencia a mi actividad física, pues, lamentablemente, desde hace dos años para acá— a presente—no hago ejercicios. Estoy más ocupada ahora. Y ahora—no sé si es por mi edad—porque estoy mayor que siento más cansada todas las noches cuando llego a mi casa después del trabajo. Pero antes, acostumbraba caminar, aveces nadar en la piscina en el verano. Yo espero poder de hacer de nuevo, caminar o hacer algo.

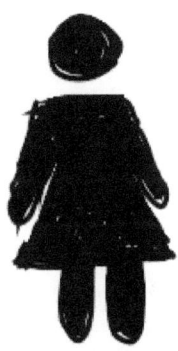

Chequeo anual para mujeres

¿Cuándo fue su última **visita al médico**?
¿Cuándo fue su último **examen de los senos**?
¿Cuándo fue su última **mamografía**?
¿Cuándo fue su última **colonoscopía**?
¿Cuándo fue su último **Papanicolau**?

¿Cuándo fue la última vez que…
    …**se examinó** el nivel de colesterol?
    …**se midió** la presión?
    …**se examinó** los senos para notar cambios?

¿Usted se ha hecho una prueba *de Papanicolau*?
¿Usted se ha hecho una prueba *para el cáncer del colon*?
¿Usted se ha hecho una prueba *de sangre*?
¿Alguna vez ha tenido *un resultado anormal*?

¿Usted recibió la vacuna contra *la influenza este año*?
¿Usted recibió la vacuna contra *Hepatitis B*?
¿Usted recibió la vacuna contra *Varicela y Sarampión*?
¿Usted recibió la vacuna contra *Difteria, Tétano, Pertusis*?

¿Usted ha recibido la vacuna contra *neumococo*?
¿Usted ha recibido la vacuna contra *la influenza este año*?
¿Usted ha recibido la vacuna contra *herpes zoster*?

¿Usted **hace ejercicio** regularmente?
¿Usted **se examina** los senos regularmente?
¿Usted **usa el cinturón de seguridad** en el carro?
¿Usted **tiene detector de humo** en la casa?
¿Usted **tiene armas de fuego** en la casa?
¿Usted **fuma**?
¿Usted **está lista** para dejar de fumar?

palabras y frases útiles

-el invierno — the winter
-los efectos secundarios — side effects
-Se me secó mucho — It really dried out my skin
-el verano y en el otoño — the summer and the fall
-dejé de tomar la pastilla — I stopped taking the pill
-Quería probar — I wanted to try
-si podía — if I could
-me sale una 'espinillita' — a little pimple breaks out
-me han salido — they have broken out (on my skin)
-barros o...bultos más grandecitos — bigger bumps
-lo he hecho — I have done it
-sí me ha ayudado — yes, it has helped me
-quizás otra vez en mayo — maybe again in May
-me imagino — I imagine

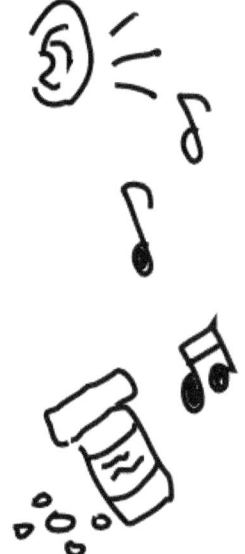

efectos secundarios

Hola, doctora. Pues, quiero contarle que he estado bastante mejor con el problema de mi rosacea de la piel, de la cara—durante el invierno, este invierno. Yo sé que usted me prescribió Orasea para tomarla todos los días, una pastilla por el resto de mi vida. Pero para mí es muy difícil aceptar hay que tomar una pastilla—que no conozco muy bien los efectos secundarios—cada día.

Y lo que noté cuando tomé la Orasea como por cuatro meses en el verano y en el otoño, es que me reseca muchísimo la piel facial y las unas de los manos y de los pies. Se me secó mucho. Por eso no me gustó. Entonces, como en noviembre—cuando empezó el frío—dejé de tomar la pastilla, la Orasea. Quería probar si podía continuar bien sin la pastilla.
Ya que a mí lo que me afecta es la humedad y el calor. Y ¿sabe qué? doctora, es febrero y he estado muy bien. No he tenido casi problema. De vez en cuando me sale una 'espinillita' o dos. Como en dos o tres ocasiones—entre noviembre y ahorita febrero—me han salido como dos barros o...bultos más grandecitos en la piel. Entonces, para...cuando eso me sale, he tomado las pastillas más fuertes que usted me recomendó.
¿Recuerda la prescripción que...?—cuando me da la rosacea fuerte entonces puedo tomar esa como por dos semanas. Y lo he hecho y sí me ha ayudado. Pero quería decirle que no he tomado la Orasea y que he estado muy bien. Y bueno, pues, me disculpa pero... yo pienso, pues, que quizás otra vez en mayo, junio—cuando regrese el calor y la humedad— entonces, pues, me imagino que voy a tener que empezar otra vez a tomar la Orasea.

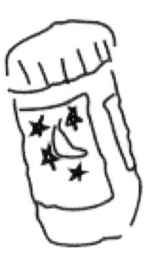

medicamentos y efectos secundarios

Tutor: Toma las medicinas según las instrucciones…
Student: **para evitar una sobre-dosis.**

Voy a recetarle unas pastillas…
Usted debe **tomarlas con comida**.

Voy a recetarle una botella de jarabe…
Usted debe **tomarla sin comida**.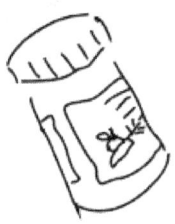

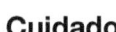
Voy a recetarle un sedante…
Usted debe **tomarlo antes de dormir.**

Voy a recetarle un antibiótico…
Usted debe **tomarlo después de cenar.**

Voy a recetarle un analgésico…
Usted debe **tomarlo cada seis horas.**

Cuidado
Algunos medicamentos pueden tener *efectos secundarios*
Cuidado
Algunos medicamentos pueden causar *falta de sueño.*
Cuidado
Algunos medicamentos pueden causar *mareos.*
Cuidado
Algunos medicamentos pueden causar *náuseas.*
Cuidado
Algunos medicamentos pueden causar *dolor de cabeza.*
Cuidado
Algunos medicamentos pueden causar *cansancio.*
Cuidado
Algunos medicamentos pueden causar *aumento de peso.*

palabras y frases útiles

-la cirugia — surgery
-la sala de quirófanos — operating room
-¿cómo es que le dicen? — what do they call it?
-despertarme — waking myself
-una ligación de las trompas — tubal ligation

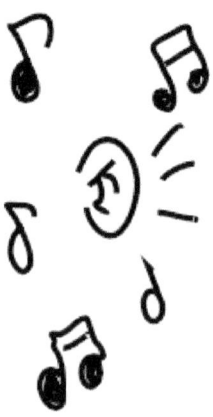

la cirugia/la operación

Bueno...para decirle la verdad, yo no estoy segura que es una cirugía. Pero si es igual que una operación, he tenido varios en mi vida.

Cuando yo tenía como unos catorce años, creo, me fui al hospital de emergencias porque había tenido mucho, mucho dolor aquí en mi área del abdomen. Y ese mismo día, me pasaron a la sala de quirófanos y me quitaron mi—¿cómo es que le dicen?—mi apéndice.

Después de que me quitaron el apéndice, yo me quedé en el hospital por unos días mientras que me recuperaba. Y después me fui a mi casa. Si me acuerdo que me dijeron que después de la cirugía—si es lo mismo—que tuve muchos problemas en despertarme. Y uno de los doctores me dijo que si alguna vez me tocaba tener otra operación, que yo tuviera que decirles a los doctores que tengo problemas con anestesia. Yo no sé exactamente qué pero, que tuve muchos problemas para despertarme.

También me levanté con muchas nauseas. Y vomité mucho. También no sé si es la misma cosa, pero yo tuve dos bebés por cesárea. Y entonces no tuve que tener la misma anestesia en donde me durmieron por completo. Y la verdad es que no tuve muchos problemas con esto. Eso fue más fácil que la vez que me quitaron mi apéndice.

Después de mi segunda cesárea, también me hice una ligación de las trompas. Porque para eso ya estaba embarazada cinco veces y tenía mis cinco niños y ya no quería más.

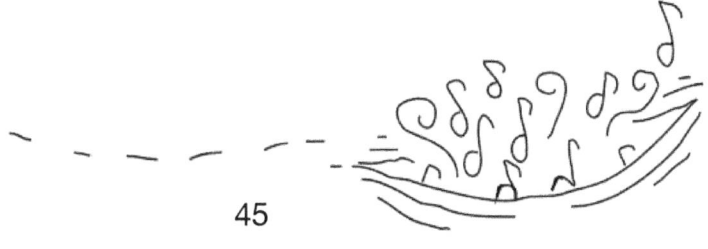

palabras y frases útiles

-un orificio en el corazón — a hole in the heart
-poder mamar — to be able to nurse
-o que ella roncara demasiado — or that she snored too much
-decían que ella necesitaba — they said that she needed
-Anoche — last night
-ahorita mismo — right now
-sigue sudando — she continues to sweat
-cuando nosotros viéramos — when we saw
-estos síntomas — these symptoms
-la reparación del corazón — heart repair
-acerca de esto — about this

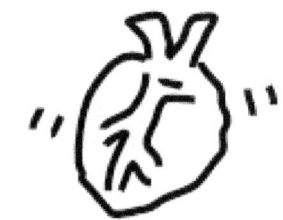

la cirugia pediátrica

Doctor, buenas tardes. Mire, estamos aquí en el cuarto de...en el hospital de emergencias porque Rubí...cuando ella nació, nació con síndrome de Downs. A ella le detectaron que tenía un orificio en el corazón. Los doctores dijeron que era muy pequeña para que ella recibiera una operación. Entonces, los doctores dijeron que cuando ella tuviera dificultad de respirar, dificultad de poder mamar y dificultad para poder...este...respirar en el tiempo que estaba durmiendo...o que ella roncara demasiado—entonces, ellos decían que ella necesitaba regresar al hospital.
Anoche ya tuvo mucha dificultad...desde...ahorita mismo sigue sudando. Está sudando demasiado. Y vemos que no puede respirar bien. Los doctores dijeron que cuando nosotros viéramos estos síntomas, teníamos que regresar para que ella recibiera el BSD, la reparación del corazón. Entonces, por favor, necesito su ayuda porque yo estoy muy triste acerca de esto. Gracias.

Urgencias / Sala de Emergencias

Mírame. **¿Me oyes?**	Look at me. Can you hear me?
¿Qué tan fuerte es el dolor?	How strong is the pain?
Respira más despacio.	Breath more slowly.
Siga mis instrucciones.	Follow my instructions.
Agarra y aprieta mi mano.	Grab & squeeze my hand.
No te muevas	Do not move.
No lo toques.	Don't touch it.

◇ Communicate to a family member what **has happened**:
El paciente ha sufrido **un tiro de bala.**
El paciente ha sufrido **un mordisco de perro.**
El paciente ha sufrido **una quemadura.**
El paciente ha sufrido **una caída.**
El paciente ha sufrido **una convulsión.**
El paciente ha sufrido **un derrame cerebral.**
El paciente ha sufrido **un ataque de corazón**.
El paciente ha sufrido **una puñalada**.
El paciente ha sufrido **un sobredosis.**
El paciente ha sufrido **insolación.**
El paciente ha estado **en un accidente.**
El paciente ha estado **en un accidente de carros.**
El paciente ha estado **en un accidente en el trabajo.**

◇ Communicate condition of patient:
Afortunadamente sólo tiene **contusiones y rasguños.**
Afortunadamente, sólo tiene **una torcedura del cuello.**
Afortunadamente sólo tiene **pequeñas fracturas.**
Afortunadamente, sólo tiene **laceraciones …**
                    que podemos suturar.
Afortunadamente, sólo tiene **una luxación del hombro…**
                    que podemos reparar.

Desafortunadamente tiene **quemaduras severas.**
Desafortunadamente tiene **laceraciones profundas.**
Desafortunadamente **ha perdido mucha sangre.**
Desafortunadamente hay **perforaciones de los órganos.**
Desafortunadamente tiene **una infección de la sangre.**
Está **consciente / inconsciente**   conscious/ unconscious
Está **estable / grave.**   stable/ critical
Está en **un estado de coma**.   in a coma

◇ Communicate what **has been done**:
Le hemos controlado el sangrado.
Le hemos dado una transfusión de sangre.
Le hemos puesto en un ventilador.
Le hemos puesto en diálisis.
Le hemos resucitado.
Le hemos cerrado las laceraciones.
Le hemos sacado muchas pruebas.
Le hemos sacado imágenes de CT y rayos equis.
Le hemos puesto grapas y un vendaje.
Le hemos puesto una máscara con oxígeno.

◇ Communicate what will been done:
Necesitamos hacerle cirugía.
Tenemos que operarle ahorita.
Vamos a necesitar su firma.
La cirugía es **sencilla/ complicada.**
La cirugía es **peligrosa con mucho riesgo.**
La cirugía es **peligrosa pero necesaria.**

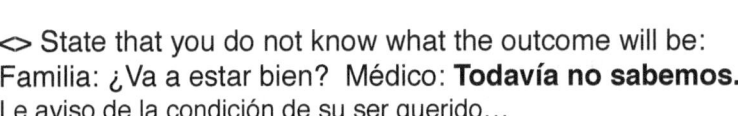

◇ State that you do not know what the outcome will be:
Familia: ¿Va a estar bien? Médico: **Todavía no sabemos.**
Le aviso de la condición de su ser querido…
                                          en cuanto lo tenga.
Le hablo más sobre la condición de su ser querido…
                                          tan pronto que pueda.
Le doy noticias sobre la condición de su ser querido…
                                          en cuanto lo tenga.

Las Operaciones / La cirugía

Paciente: ¿Qué va a pasar?
Cirujano/a: Vamos a **cerrar la herida**.

    ¿Necesito **puntos** para cerrar la herida?
    Necesita **grapas y puntos** para cerrar la herida.

    ¿Necesito **anestesia**?
    Sí, vamos a darle **anestesia**.

    ¿Necesito **cirugía**?
    Sí, necesitamos **operar**.

    ¿Va a **sanarse** bien?
    Sí, la incisión va a **formar una cicatriz**.

Vamos a **hacer una incision** aquí.
Vamos a **remover un tumor**.
Vamos a **extraer la vesícula biliar**.
Vamos a **remover el apéndice**.
Vamos a **reparar una hernia**.
Vamos a **darle fluidos intravenosos**.

Tenemos que **hacer una incision** aquí.
Tenemos que **remover un tumor**.
Tenemos que **extraer la vesícula biliar**.
Tenemos que **reparar una hernia**.
Tenemos que **amputar**.

Necesita **cirugía**.
Necesita **una operación**.
Necesita **firmar un formulario de consentimiento**.
Necesita **cuidarse después de la cirugía**.
Necesita **limpiar el sitio de la incisión**.

Evaluación músculo-esquelética

¿Tienes dolor en *las coyunturas*?
  ...*en el cuello*?
  ...*en el hombro*?
  ...*en las rodillas*?
  ...en las caderas?
  ...en los dedos?

¿Tienes calambres *en los músculos*?
  ...*en los muslos*?
  ...*en las piernas*?
  ...*las pantorrillas*?
  ...*la espalda*?

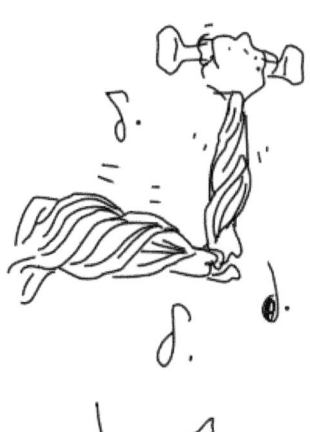

¿Cómo *te lastimaste*?
¿Cómo lastimaste *la rodilla*?
¿Cómo lastimaste *el hombro*?
¿Cómo lastimaste *la espalda*?
¿Cómo lastimaste *la ingle*?
¿Cómo lastimaste *el brazo*?

Por favor, describe el dolor. ¿Cómo es el dolor?
¿Es un dolor *sordo*?
¿Es un dolor *agudo*?
¿Es un dolor *ardiente*?
¿Es un dolor *punzante como un cuchillo*?

¿*Qué sentiste* cuándo te lesionaste?
¿Oíste *un sonido crujiente*?
¿Oíste *un sonido como "pop"*?

¿Sientes otro síntoma anormal como **hormigueo**?
¿Sientes otro síntoma anormal como **pies adormecidos**?
¿Sientes otro síntoma anormal como **hinchazón**?

Voy a examinar **el tobillo.**
Permíteme mover **el tobillo.**
Es solamente **un tobillo torcido.**
Afortunadamente no es **un ligamento roto.**

Voy a examinar **la rodilla.**
Permíteme mover **la rodilla.**
Es **un desgarro** del ligamento anterior cruzado.
Desafortunadamente esto **requiere cirugía**.

Voy a examinar **el hombro.**
Permíteme mover **el brazo.**
Es **una torcedura** de los músculos.
Afortunadamente no es **una fractura** del hueso.

Voy a examinar **la espalda.**
¿Siente dolor **cuando presiono** aquí?
Es **un tirón** de los músculos.
Afortunadamente no es **una hernia** de disco.

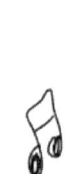
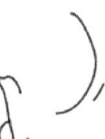

palabras y frases útiles

-estaba jugando — I was playing
-me enfoco tanto — I focus so much
-la pelota — the ball
-no coordino bien — I do not coordinate well
-los pies — the feet
-en una de esas — in one of these (times)
-ni me di cuenta — I didn't even realize
-me torcí — I twisted
-me dolía mucho — it was hurting
-me fui a casa — I went home
-me di cuenta — I realized
-se me estaba hinchando — it was swelling up
-quise una cita — I wanted an appointment
-bajar la hinchazón — to reduce the swelling
-una tobillera — ankle brace
-colocarme — place on me
-cinta adhesiva — adhesive tape / athletic tape

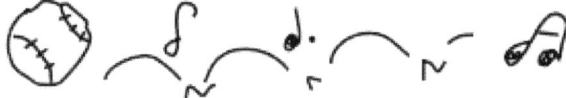

una lesión deportiva

Bueno, doctor...pues...estaba jugando tenis, muy bien. Estaba jugando con una pareja—perdón—con una amiga. Y bueno, estoy tratando de practicar mucho para poder competir y poder jugar bien. Pero me enfoco tanto en la técnica, en la pelota que aveces no coordino bien los pies.

Y entonces, pues, en una de esas, me vino la pelota y ni me di cuenta pero cuando veo—es que me estaba cayendo porque me torcí el pie derecho. Me lo torcí. Y pues, me dolió bastante cuando me lo torcí. Y...ay...pues, terminé de jugar porque ya me dolía mucho. Y entonces cuando me fui a casa, me di cuenta que se me estaba hinchando y que me estaba doliendo. Así quise una cita para venir aquí a verlo. Y bueno, ¿qué me recomienda para bajar la hinchazón para que se me pase el dolor porque...quiero seguir jugando. Quiero practicar el juego. ¿Usted puede recomendarme algo, como una tobillera o —no sé—colocarme cinta adhesiva? ¿Qué debo hacer para mejorarme pronto?

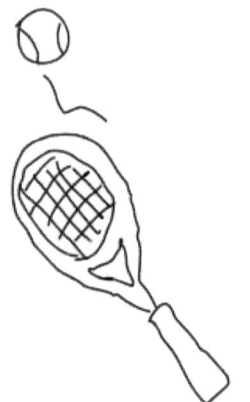
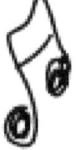
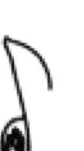

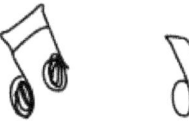

palabras y frases útiles

-estaba corriendo — I was running
-cuando fui a dar una vuelta — when I went to turn around
-me pegó un dolor — "a pain hit me" (it hurt immediately)
-paré de correr — I stopped running
-no podía pisar — I couldn't step
-me puse hielo — I put ice on it
-nada más sirvió por — it only worked for
-unos par de horas — a couple hours
-no ha parado de doler — it has not stopped hurting
-nada más quiero saber — I just want to know
-si no rompí ningún hueso — if I didn't break any bone
-o sino más torcí mi tobillo — or just twisted my ankle
-Ojalá me podrías decir — Hopefully you'll be able to tell me
-componerme — to get better

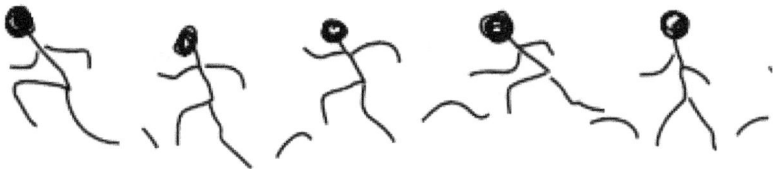

una lesión ortopédica

Hola, vine al doctor hoy porque estaba corriendo la semana pasada y cuando fui a dar una vuelta, cuando estaba corriendo, me torcí el tobillo. Y de ese momento, me pegó un dolor muy grande. Y paré de correr en ese momento porque no podía pisar con mi pie bien. Regresé a mi casa y me puse hielo sobre mi pie a tratar de aliviar toda el hinchazón que tenía.
También traté de tomar un poco de ibuprofeno y otros medicamentos para el dolor pero nada más sirvió por unos par de horas.
Vine hoy porque todavía me está doliendo y no ha parado de doler desde el día que me caí sobre el pasillo. Y de verdad, nada más quiero saber si no rompí ningún hueso o sino más torcí mi tobillo. Ojalá me podrías decir cómo puedo componerme.

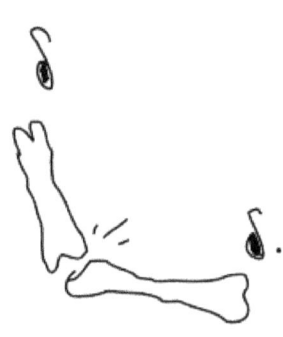 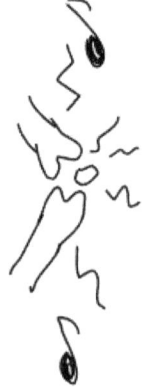

palabras y frases útiles

-colocar — to place
-señas de cancer — signs of cancer
-tomará — will drink
-tendrá — will have
-llámanos — call us
-nos vemos — We'll see you (then)

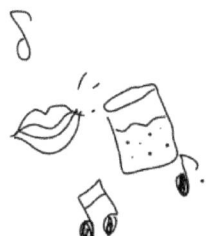

el procedimento de endoscopio

El doctor va a ser el procedimiento este viernes. Usted va a estar anestesiado durante y el doctor va a colocar una camera dentro de los intestinos. Esto es para ver si hay señas de cancer.
El jueves usted tomará un liquido para limpiar los intestinos. Usted tendrá diarrea con el líquido pero eso es normal.
Intenta tomar todo el líquido porque sería mejor para el procedimiento si los intestinos están más limpios.
No va poder comer después de mediodía el jueves.
Okey, pues, llámanos si tienes preguntas. Y nos vemos a las ocho de la mañana el viernes.

palabras y frases útiles

-Me sonríe — he smiles at me
-pequeños sonidos — small sounds/noises
-rodar — roll
-cuando lo acuesto — when I put him to sleep
-Lo que he notado — what I have noticed
-se agarra las manitas — he grabs his little hands
-todo se ve muy bien— everything looks very good

un chequeo de bebé sano

Bueno, doctor, el bebé está muy bien.
Yo lo veo muy bien.
Responde muy bien cuando le hablo. Me sonríe.
Este...me hace pequeños sonidos. Eh...y está empezando a rodar...a rodarse en la cama. Cuando lo acuesto, quiere rodarse para un lado.
Lo que he notado también...perdón...he notado que mira mucho sus manitas, sus pies. Se agarra las manitas y pues...de lo más lindo.
Este...el bebé está comiendo muy bien.
También está haciendo muy bien moviendo el cuerpo.
Todo se ve muy bien...su piel, su pelo. Y pues, lo veo muy contento.

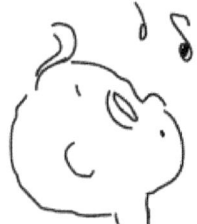

palabras y frases útiles

-Fue hace dos años atrás —It was two year back
-el dispositivo — the device
-empecé a sentir un dolor agudo — I started to feel a sharp pain
-el vientre —abdomen
-se me había encarnado al útero — had grown-into the uterus
-por suerte — luckily
-me lo pudieron quitar — they were able to take it out of me
-la matriz — womb
-tuve mal parto — I had a bad birth
-decir por cierto — to say for sure
-tiene que ver con —it has to do with
-me tocó un legrado —I needed a D&C
-me dijeron que sería mejor — they told me it would be better
-tal vez sería menos riesgoso —maybe it would be less risky
-les pedí que me hicieran—I asked that they would do
-una ligación de las trompas — tubal ligation

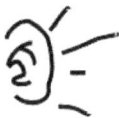

el dispositivo intrauterino

Fue hace dos años atrás que los doctores me pusieron el dispositivo. Todo estaba bien al principio, pero no pasaron dos o tres meses cuando empecé a sentir un dolor agudo en el vientre.
Yo no sabía lo que me estaba pasando. Y cuando los doctores me examinaron, me dijeron que el dispositivo se me había encarnado al útero.
Ellos por suerte me lo pudieron quitar sin tener que removerme la matriz. Después de eso, yo quedé embarazada...pero tuve un mal parto. Y yo tengo el sospecho que eso tiene que ver con el hecho de que se me encarnó el dispositivo. Pero los doctores no me pudieron decir por cierto.
Al tener mal parto, me tocó un legrado...eh...para que ellos pudieron limpiar todo bien de la matriz.
Después—yo dejé pasar un tiempo—y quedé embarazada otra vez. Y esta vez me dijeron que sería mejor tener una cesárea.
No sé si eso es por todo lo que me había pasado y tal vez sería menos riesgoso tener una cesárea. Y ya que me van a hacer una cesárea, les pedí que por favor me hicieran una ligación de las trompas porque ya teniendo cinco hijos...yo ya no quiero más hijos.

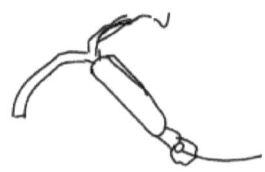

Planificación familiar

Hago las mismas preguntas **a todos mis pacientes.**
Hago las mismas preguntas **a cada mujer embarazada**.
Hago las mismas preguntas **a cada paciente**.

Yo puedo ofrecerte **planificación familiar.**
Yo puedo ofrecerte **un examen físico**.
Yo puedo ofrecerte **una prueba de embarazo**.
Yo puedo ofrecerte **anticonceptivos.**

Si estás embarazada…
…**necesitas llevar una vida saludable.**
Si estás pensando en quedar embarazada…
…**necesitas llevar una vida saludable.**
Si no estás pensando en quedar embarazada,
…es importante **usar anticonceptivos.**
…es importante **prevenir un embarazo no deseado**.
…es importante evitar **una enfermedad de transmisión sexual.**

¿Tienes problemas de salud *que pueden afectar al bebé*?
¿Tienes ya los hijos *que quieres?*
¿Quieres *un método anticonceptivo*?
¿Quieres *un tratamiento para la menstruación abundante*?
¿Quieres *un anticonceptivo que no necesitas tomar todos los días?*

Decida lo que decida…
las decisiones sobre tu salud son tuyas.
la decisión es tuya.
estoy aquí **para darte opciones.**
estoy aquí **para ofrecerte consejos médicos.**
estoy aquí **para brindarte apoyo.**

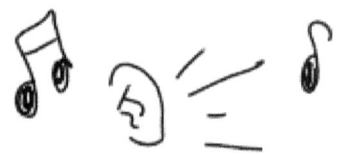

palabras y frases útiles

-me protejo — I protect myself
-enfermedad de transmisión sexual — STD
-todo salió normal — everything came out normal
-exámenes muestran que — exams show that
-En estos momentos — currently
-lo he estado en el pasado — I have been in the past
-nada que me preocupe — nothing that worries me
-Quisiera — I would like (if it were possible...)
-pastilla anticonceptivas — contraceptive pill
-no me parece la mejor — doesn't seem to me the best
-Así que — so...
-me gustaría saberlo — I would like to know it

una historia sexual

Pues..Creo que tengo una vida normal. Eh...Tengo relaciones solamente con hombres.
Y me protejo.
En mi último examen anual—regular—todo salió normal. No tengo ninguna enfermedad de transmisión sexual. Y no estoy embarazada. Y mis exámenes, pues, muestran que todo está normal.
En estos momentos no estoy sexualmente activa, pero sí, lo he estado en el pasado. Así que..creo que no hay nada que me preocupe en el momento. Quisiera no usar pastilla anticonceptivas. Pero el condón no me parece la mejor opción.
Así que...si hay alguna otra...otro método de prevención de enfermedades...pues, me gustaría saberlo.
Muchas gracias.

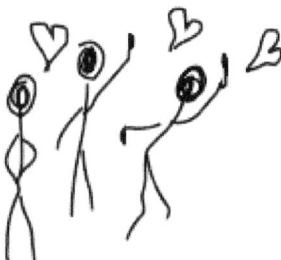
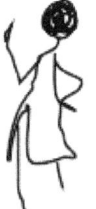

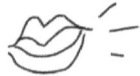

palabras y frases útiles

-han sido bastante dolorosos — have been pretty painful
-mucho malestar — a lot of discomfort
-dolor de cabeza — headache
-Me duelen las piernas — my legs ache
-la cintura — the waist
-aunque no sangre mucho — even though it does not bleed much
-cólicos / calambres — colic / cramps
-me interrumpe — interrupts me
-estar acostada — to be in bed
-Lo que yo he usado hasta el momento — what I've used up til now
-como dije — like I said
-agua tibia — warm water
-para parar el dolor — to stop the pain

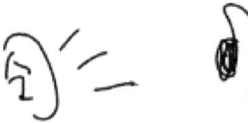

el período

Bueno...mis últimos periodos han sido bastante dolorosos. Generalmente...es decir...cuando mi período viene y el primer día tengo mucho malestar. Tengo dolor de cabeza. Me duelen las piernas. Me duele la cintura. Me duele el vientre aunque no sangre mucho. Pero aun así tengo muchos cólicos.
 Y lo que hago es que tomo pastillas para desinflamar. Y aun así pues...sufro mucho durante los días que tengo...mi período.
Y a veces eso me interrumpe actividades normales porque quiero solamente...pues...estar acostada.
Lo que yo he usado hasta el momento para aliviar el dolor cuando tengo mi menstruación es—como dije—pastillas o aveces inyecciones para desinflamar o bolsa de agua tibia en mi vientre para calmar el dolor.
Así que me gustaría saber qué puedo hacer para parar el dolor que normalmente siento cuando tengo mi período.
Gracias.

palabras y frases útiles

-el síndrome de ovario poliquístico — polycystic ovarian
-quiero regular mi periodo — I want to regulate my period
-me han hecho ecografía — They did a sonogram on me
-tiene que ver con algo — has something to do with
-me parece que — it seems to me that
-podría hacer — I would be able to do
-controlar el crecimiento — to control the growth
-si pudiera, me gustaría — If I were able, I would like
-tratando de quedar embarazado — trying to get pregnant
-quisiera probar — (If it were possible) I would like to try...

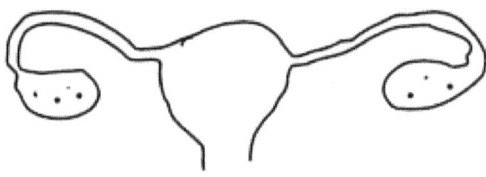

el síndrome de ovario poliquístico

Bueno...me han diagnosticado síndrome de ovario q y básicamente...pues...el problema que tengo es que no tengo mi periodo todos los meses.
Y aveces cuando lo tengo, sangro mucho por entre cuatro y diez días. Y me gustaría regular mi periodo.
En el pasado tomé pastillas anticonceptivas. Y pues, eso ayudó mucho, pero quiero regular mi periodo normalmente. No tengo dolor en los ovarios nunca y sé que...pues...que tengo los quistes por...que me han hecho ecografía entravaginales (Ecografía trasvaginal). Y quiero saber qué más puedo hacer.
Y en estos moments no he tenido mi periodo por aproximadamente dos meses. Pero en el pasado he tenido ocho meses sin tener un periodo. Pues no sé si esto tiene que ver con algo del azúcar en mi sangre o si es hereditario, pues...pues sí.
No estoy haciendo demasiados ejercicios. Pues me parece que estoy comiendo bien. Así que quiero escuchar que otras cosas podría hacer para controlar el crecimiento de los quistes... principalmente en mi ovario izquierdo. Y si pudiera, me gustaría otra alternativa que no sea tomar pastillas anticonceptivas.
En estos momentos no estoy tratando de quedar embarazada y pues...quisiera probar otra alternativa. Muchas gracias.

palabras y frases útiles

-la regla — menstrual period
-calambres — cramps
-síntomas graves — serious symptoms
-los quiero — I want them
-en el salón de parto — in the delivery room

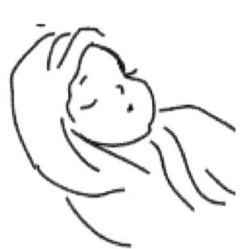 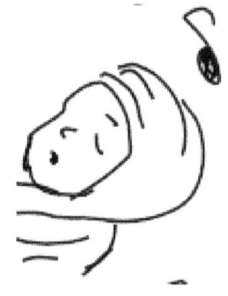

los gemelos

Tengo 27 semanas. Agosto fue el último mes de mi regla. En el tercer mes tuve nauseas y ahora tengo calambres en las piernas.
No fumo. No bebo. No uso drogas.
Tomo medicinas prenatal.
No tengo síntomas graves.

El jueves voy a tener un examen de glucosa.
Sí, se mueven en "toda la estóma." Cada vez que se mueven, los quiero tener rápido. En cada cita que tengo, siempre me hacen un ultrasonido porque son gemelos.
Yo quiero un parto natural—pero como son gemelos, no se puede saber todavía.
Mi novio, Joan, y mi tía— los quiero en el salón de parto.

palabras y frases útiles

-en el alcance — in reach
-puedo contar con el apoyo — I can count on the support
-Me siento bastante emocionado — I feel pretty excited
-Me toca hacer de todo — It's my turn to do everything
-cambiar pañales — to change diapers
-dale su biberón — give him his bottle
-estable y tranquilo — stable and calm
-ya que mi vida colmará — since my life with fill
 -criaturas — little ones/ babies
-Mis sueños — my dreams
-Y sobre todo — And above all

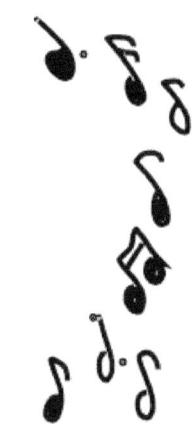

el novio/nuevo papá de los gemelos

Bueno...en parte, sí, fue planificado. No usamos ningún método de anticonceptivo porque en este momento no estaba en el alcance.
Queremos tener los bebés. La familia de ella y la mía nos influyeron mucho en tenerlos.
Fue un poco difícil decirlos la noticia. Y en parte yo no le dije a mi familia. Fue la familia de ella. Y sí, sí, puedo contar con el apoyo de ellos.
Me siento bastante emocionado porque siempre me han gustado a los niños y llegó la hora de tener los propios míos.
Me toca hacer de todo: cambiar pañales, dale su biberón, su medicina en caso de que estén enfermos.
Me siento más estable y más tranquilo ya que mi vida colmará con mis dos criaturas, mis dos niños.
Mis sueños son poner mis hijos en primer lugar. Hacer todo lo posible para que nada les falte.
Y sobre todo dales mi amor como padre.

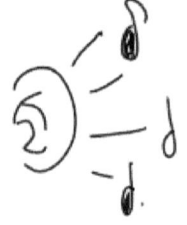

El embarazo

¿Cuántas semanas tiene de _embarazo_?
¿Cuántas veces _has visto al doctor_ durante el embarazo?
¿Cuántas veces has estado _embarazada_?
¿Cuántos _hijos_ tienes?
¿Cuántas horas _trabajas_ por semana?

¿Has tenido _contracciones_?
¿Has tenido _un parto por cesárea_?
¿Has tenido _complicaciones_?
¿Has tenido alguna _enfermedad de transmisión sexual_?
¿Has tenido _sangrado, hinchazón, dolores, nauseas_?
¿Has tenido _un ultrasonido, un análisis de sangre_?

¿Deseas _un amniocentesis_?
¿Deseas _una epidural_?
¿Deseas _medicina_ para el dolor?
¿Deseas cortar _el cordón umbilical_?

Tu último período, ¿**cuándo fue**?
¿Tuviste **un período normal**?
Este embarazo, ¿**fue planificado**?
¿Tuviste dificultades para **quedar embarazada**?
El embarazo anterior, ¿**cómo fue**?
¿Tuviste **complicaciones**?

Acabo de leer **los resultados**.
Dieron positivo para **estreptococo b**.

Acabo de leer **los resultados**.
Dieron negativo para **enfermedades venéreas**.

Acabo de leer **los resultados**.
Resulta que tienes **diabetes de embarazo**.

Acabo de leer **los resultados**.
Resulta que tienes **anemia**.

Para aliviar el estreñimiento…
…**toma mucha agua y come frutas.**

Para aliviar los dolores del período o calambres dolorosos..
evita bebidas con cafeína y haga un poco de ejercicio.

Para chequear si tienes una infección urinaria…
…**necesitamos una muestra de orina.**

Los síntomas de toxemia son…
…**hinchazón en la cara, dolor de cabeza, visión borrosa, alta presión, y proteína en la orina.**

Para mantenerte saludable durante el embarazo…
…**es importante** no fumar ni tomar bebidas alcohólicas.

Para mantenerte saludable durante el embarazo…
…**es recomendable** vacunarse contra la influenza.

Para mantenerte saludable durante el embarazo…
…**debes descansar** lo suficiente.

Para mantenerte saludable durante el embarazo…
…**necesitas evitar** productos químicos y pesticidas.

Para mantenerte saludable durante el embarazo…
…**te aconsejo** comer bien y hacer un poco de ejercicio.

Para mantenerte saludable durante el embarazo…
…**te recomiendo** ir a las visitas pre-natales.

palabras y frases útiles

-Me hicieron el procedimiento — they did the procedure
-un bulto — a lump
-el seno — the breast
-la cirugía — the surgery
-yo desarrollé un absceso — I developed an abscess
-me colocaron una sonda — they placed a catheter
-esta bombita para drenar — this little pump to drain
-la sospecha de que — the suspicion that
-algo no iba bien — something wasn't going well
-se me puso bien rojo — it got red
-sentía como una calentura — it felt warm (like a fever)
-dejar de amamantar — to stop breastfeeding
-le podía afectar — It could affect
-se me hizo difícil — this made it difficult for me
-el biberón — the baby bottle
-consejera de lactancia — lactation consultant / counselor
-de nuevo — again

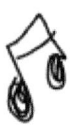

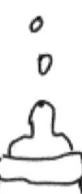

<u>el absceso</u>

Me hicieron el procedimiento para quitarme un bulto que me detectaron en el seno. Después de la cirugía, yo desarrollé un absceso. Los cirujanos me colocaron una sonda y esta bombita para drenar todo el líquido de allí.
Yo tenía la sospecha de que algo no iba bien. El área se me puso bien rojo y sentía como una calentura.
Al siguiente día, ya estaba todo inflamado.
Yo me sentí mal porque la doctora me dijo que yo tenía que dejar de amamantar a mi bebé por las medicinas que me recetó. Algo que...sobre que las medicinas le podía afectar al bebé. Eh...se me hizo difícil porque él prefiere el pecho.
No le gusta el biberón.
Por esto, en estos días, he tenido a usar una bomba para sacarme la leche. La consejera de lactancia me dice que así yo voy a seguir produciendo leche y ya cuando deje de tomar las medicinas le puedo dar del pecho al bebé de nuevo.
Espero que me recupere pronto y así todos estaremos más felices.

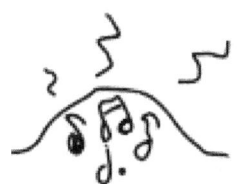

palabras y frases útiles

-iba a ser el bebé — was going to be / the baby was coming
-querían que saliera — they wanted the baby to come out
-me llevaron al quirófano — they took me to the operating room
-intentaron — they tried
-vieron que hizo del baño — they saw she defecated
-decidieron que — they decided that
-se tiene que hacer — it has to be done
-estuvo mamá apoyándome — Mom was there, supporting me
-yo no sentía casi nada — I did not feel hardly anything
-me lo está imaginando — I was imagining it
-escuché los gritos — I heard her cries
-fue hermoso — it was beautiful
-La tuve que verla — I got to see her

la cesárea

Fue un poco difícil porque—al principio..llegué un lunes en la mañana y al martes a las cuatro de la mañana...iba a ser el bebé. Pero no pudo salir porque era muy grande. Y después esperaron hasta el otro día—hasta la mañana. *¿Cuál día? El martes...como a las tres de la tarde. Y...y entonces, los doctores querían que saliera el bebé. Pero no pudo.
Y esperaron más tiempo. Después como a las cuatro de la tarde otra vez intentaron.
Pero no, tampoco. No se pudo.
Y estuvieron intentando como cuatro horas.

Entonces a las siete de la noche, vieron que hizo del baño la bebé en el estómago. Y era un poco... peligroso. Y después yo vomité el liquido. Y entonces decidieron que se tiene que hacer la cesárea.
Me pusieron una inyección para la anestesia. Después me llevaron al quirófano. Y estuvo mamá apoyándome. Después...pues... tuvieron abriendo el estómago. Y fue un poco difícil porque...
Bueno, yo no sentía casi nada pero...me lo está imaginando. Y era un poco difícil.
Entonces ya cuando escuché los gritos de la bebé, fue hermoso. Una experiencia única.
*Y te...¿pudiste ver al bebé o la llevaron?
La llevaron a bañar. A limpiarla. La tuve que verla como veinte minutos después.
Okey, entonces, no horas pero veinte minutos después
Después a la hora de cuidar al bebé, era también un poco difícil porque al darle de comer no tenía mucha leche y luego no tomaba mucho. Yo sentía que no era suficiente comida para el bebé.

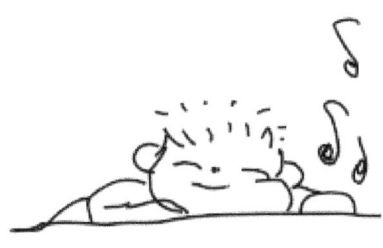

El principio del parto

1. **Da** un paseo en el pasillo.
2. **Descansa** entre las contracciones.
3. **Sopla** con fuerza durante las contracciones.
4. **¡Camina!** ¡Sigue caminando!
5. **¡Cálmate!** Tranquilo. ¡Sí, puedes!
6. **Eres fuerte** y poderosa.

El parto activo

1. **Siéntate** en el balón.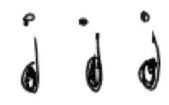
2. **Mueve** las caderas.
3. **Acuéstate** al lado izquierdo.
4. **¡Cámbiate** de posición!
5. **Acuéstate** al lado derecho.
6. **Empuja** hacia abajo.
7. **No grites**…**que gruñes** como un osos

Pos-parto

1. **Usa** compresas frías en el área privada.
2. **Mantenga** limpio el área de la incisión.
3. **No te preocupes**…las puntadas se disuelven.
4. **Llama** al doctor si te sientes triste y dura largo tiempo.

Pos-natal

Es normal que…
la cabeza de un recién nacido *tenga una forma extraña.*
la piel tenga *milia o granos.*
el bebé tenga *los labios vaginales o escroto inflamados*.
Todo esto es normal.

Para su bebé…**llorar es la única manera de comunicar.**
Puede indicar **hambre**.
Puede indicar **frío o calor**.
Puede indicar **sueño**.
Puede indicar **necesidad de estar abrazado.**
El bebé no llora como **manipulación.**

Dar a mamar…
es el mejor medio de *alimentar tu bebé.*
facilita *la reducción del útero*.
crea *un lazo emocional fuerte* entre mamá y bebé.
proporciona *anticuerpos y nutrientes importantes* al bebé.

Para calmar cólicos…
dale palmadas en la espalda para hacerle eructar.
envuelve al bebé en una cobija como un burrito.
abraza al bebé y camina.
sopla al lado de su oído o canta.

Para prevenir Síndrome de Muerte Súbita Infantil:
No metas **peluches** en la cuna.
No metas **almohadas** en la cuna.
No metas **mantas** en la cuna.
No metas **juguetes** en la cuna.

Y siempre recuerda:
"**Panza para jugar, espalda para dormir.**"

palabras y frases útiles

-no podía pararme — I wasn't able to stand
-ella estuvo — She was (there)
 -cambiando los pañales — changing the diapers
-dando de comer con biberón — bottle-feeding
-me quedé sola — I was left alone / I stayed alone
-si se me cae algo… — if something falls
-no podía agacharme — I was not able to squat down
-tenía que esperar — I had to wait
-a que alguien viniera — until someone would come
-para que sanara un poco — so that it would heal a little bit
-cosas pesadas — heavy things
-sí podía cargar al bebé — Yes, I was able to carry the baby
-empecé a bañarlo yo — I started to bathe her myself
-tenía miedo que — I was afraid / ("I had fear")
-luego se me cayera — that I would drop her ("She would fall")
-se ahogara —she would drown
-algo pasara — something would happen

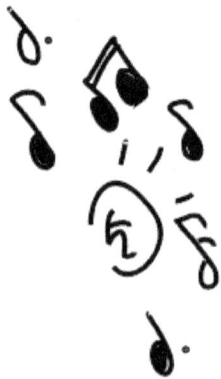

Cuidar al bebé

Al llegar a casa, también fue un poco difícil por mi cesárea, pero estuvo mi mamá una semana para ayudarme con la bebé. Y como yo no podía pararme porque me dolía la operación, entonces ella estuvo cambiando los pañales y dando de comer con biberón.

Después de una semana, ella se fue a trabajar y me quedé sola en casa. Y pues...tuve que cambiar yo sola pañales y dar de comer. Y si se me cae algo, no podía agacharme. Entonces, tenía que esperar a que alguien viniera. Fue muy difícil. Estuve un mes así, sin poder hacer nada.

*Y ¿cuándo te sanaste la cesárea?

Tuve que esperar dos meses para que sanara un poco. Y entonces, ya después de dos meses...como ya, estaba un poquito mejor. Ya pude hacer como más cosas pero no como cosas pesadas. Pero sí podía cargar al bebé.

Y después empecé a bañarlo yo. Pero tenía miedo que luego se me cayera, se ahogara o algo pasara.

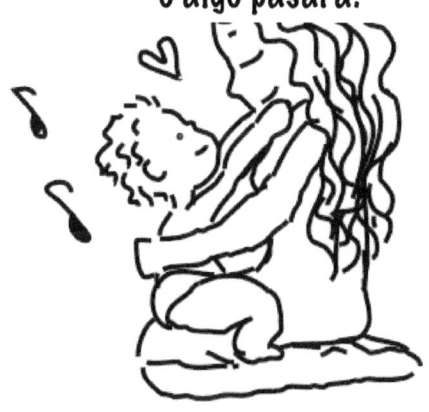

palabras y frases útiles

-Fíjese que — Note that / Be aware that / "Fixate on"
-hace casi dos meses — almost 2 months ago
-ya va cumplir — it's already going to be / going to "complete"
-me acuerdo que — I remember that
-iba a ser muy normal — it was going to be very normal
-que yo fuera sentirme — that I would feel
-Tal vez puedo llorar aquí y allá — maybe I can cry here and there
-sin tener alguna razón — without any reason
-no se me quitaba — it hadn't stopped / "hadn't left me"
-que tenía que venir — I had to come
-De plano — on the surface
-Me ha pegado una depresión — I have been hit with a depression
-yo ni tengo ganas de cuidar — I don't even feel like caring for
-no he podido — I have not been able to
-regresar al trabajo —return to work
-la pollera — the chicken processing plant
-tal vez me vayan a tirar — maybe they'll throw me out
-¿Qué es lo que usted sugiere? —What is it that you suggest?

el pos-parto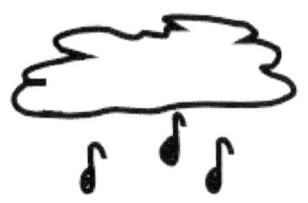

Hola, doctora. Fíjese que vine a verla porque como usted sabe yo tuve a mi bebé hace cuanto...hace casi dos meses ya va cumplir.
Y me acuerdo que cuando yo estaba en el hospital, usted me dijo que iba a ser muy normal que yo fuera sentirme muy triste. Tal vez puedo llorar aquí y allá sin tener alguna razón. Pero también me dijo que si esto no se me quitaba que tenía que venir y hablar con usted.
Y la verdad es que he tenido muchos problemas. De plano, estoy muy feliz que tuve a mi niñita. Está muy hermosa. Pero también me estoy sintiendo bastante triste. Me ha pegado una depresión pero bien fuerte. Hay veces que hasta ni quiero salir de mi cama y mi pobre nena, ésta, llore y llore. Y yo ni tengo ganas de cuidar de ella.
También siento como mucha ansiedad porque no he podido regresar al trabajo en la pollera y tengo mucho miedo que tal vez me vayan a tirar de trabajo. Entonces, si eso me pasa, no sé ni que voy a hacer. Tengo a mi bebé. Mi pareja en este momento no está trabajando tampoco. Y la verdad es que estamos...pues...no sé, no sé ni que hacer. Y él no me está ayudando mucho tampoco.
Usted me dijo que esto tal vez iba a tener algo que ver con mis hormonas. Pero no sé si hay alguna pastilla que yo pueda tomar para tratar de arreglar esto o no. ¿Qué es lo que usted sugiere?

palabras y frases útiles

-Duré toda una semana — I lasted a whole week
-darle de comer — feed (baby) / breastfeed
-yo sentía que no se llenaba — I felt she didn't get full
-yo quise darle fórmula — I wanted (decided) to give her formula
-me regañaban — they scolded me
-estaba ahogando — was drowning
-se puso negra — she became dark/black
-la hizo — she (the nurse) made her (the baby)
-sentí que no iba a va bien — I felt it wasn't going to go well
-todavía no — still not yet
-se le quitaban bien — had not come out of her (the phlegm)

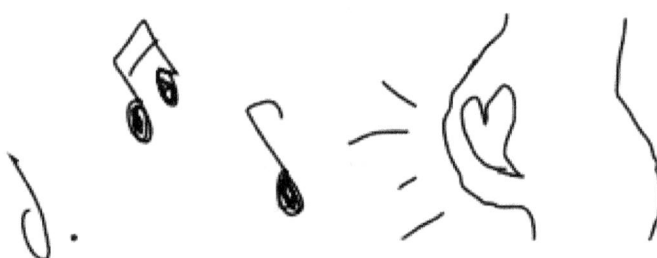

pos-natal

Duré toda una semana en el hospital—
Los miércoles...martes, miércoles, jueves y viernes. Estuve con mi bebé casi todo el tiempo. Y fue un poco difícil darle de comer porque yo sentía que no se llenaba. Pero la doctora me dijo que tiene un estómago muy pequeño—con dos gotitas de leche se llena. Pero yo quise darle fórmula porque sentía que era mejor. Y los doctores me regañaban porque era MUCHO la fórmula. Pero de cualquier manera le dieron y yo sentía que era más comida para el bebé. Después, al siguiente día—el miércoles—tuvimos un problema con el bebé estaba dormida y tenía muchas flemas y estaba ahogando con una y casi se puso negra, la niña. Y no podían hacerla respirar los doctores. Entonces, vino la enfermera y la hizo respirar. Y se la llevaron a...no sé...un cuarto con aire (cuarto intensivo). Y esto fue como media hora. Y entonces yo estaba muy preocupada porque sentí que no iba a va bien ese día.
*¿Qué dijo el doctor?
Sí...tenía todavía muchas cosas del estómago mío. Y todavía no se le quitaban bien.
Así fue...y estaba mal...
*Y ¿succionó sus vias respiratorias?
Sí.
*Y no repitió el problema
No, ya no. Ya todo estuvo muy bien.

palabras y frases útiles

-parto — birth
-debería de reposar — I should rest
-por lo menos — at least
-Estar parada — to be standing
-agarrar puntos — put in stitches
-me acosté — I got in bed
-hay que — One must / "There is that" one should
-tener cuidado — to be careful

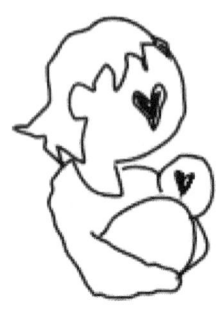

posnatal II

Hola, doctor. Pues, quería contarle que después del parto, mi papá me dijo que debería de reposar por lo menos treinta días en cama. O sea, puedo ir al baño. Puedo levantarme por ratos cortos. Pero mi papá me dijo no debo de caminar por mucho tiempo. Estar parada mucho tiempo. Reposar lo más posible.
Y especialmente en mi situación porque tuve un parto vaginal, natural. Tuve ruptura. Me tuvieron que agarrar puntos, diez puntos. Y por eso, estaba más inflamaba y con dolor. Y eso me obligó a quedarme en cama, reposo, casi un mes.
Recuerdo que dos semanas después del parto, fui al supermercado con mi papá y cuando estaba esperando en el cajero—esperando como diez minutos—me dio un dolor fuertísimo en mi parte privada. Un dolor con una presión horrible.
Tuve que irme inmediatamente para la casa y allí mismo me acosté en la cama a reposar y se me pasó al rato. Pero, sí aprendí que es mejor tomarlo tranquilo. Que hay que tener cuidado después del parto.

palabras y frases útiles

-hemos pensado tener — we have thought about having
-Desgraciadamente — Unfortunately
-no pudimos evitar — we could not avoid /couldn't stop
-que el bebé muriera — that the baby died /would die
-yo nunca había visto — I had never seen
-escuchado cerca de — heard about
-le sucede esto — this happens to her
-Si yo hubiera podido prevenirlo —If I had been able to prevent it
-yo lo hubiera hecho — I would have done it (if it were possible)
-la presión se me subía — my blood pressure rose
-yo estuve al borde de la muerte — I was on the edge of death
-que esto vuelva a suceder — that this happens again

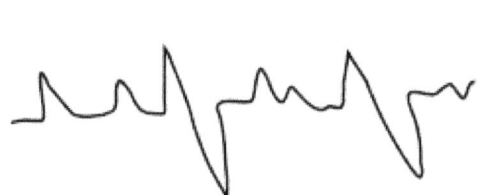

la preeclampsia

Doctor, Buenos días. Mire...estoy aquí...lo que pasa que...mi esposo y yo hemos pensado tener un bebé, pero antes de que usted me puede ayudar y prepararme con esto...quiero comentarle que... anteriormente en el pasado, pues, yo tuve preeclampsia. Y perdí un bebé de siete meses y medio, mi embarazo. Desgraciadamente, no pudimos evitar que el bebé muriera.
Pero...yo nunca había visto, escuchado cerca de la preeclampsia...sé que de diez mujeres, a una o dos le sucede esto. Si yo hubiera podido prevenirlo esto, yo lo hubiera hecho. Fue una decisión muy difícil para mí porque la presión se me subía. Se me bajaba. Entonces, fue de un momento al otro que tuvieron que operarme y sacar al bebé. Entonces yo estuve al borde de la muerte pero...
Pues...en el nombre de Dios estoy aquí para ver si usted me puede decir si nuevamente yo puedo intentar tener otro bebé porque mi esposo...pues... Estamos deseosos— los dos—de tener otro bebé. Pero no queremos que esto vuelva a suceder.
Por favor ¿usted me puede informar acerca de esto? Y infórmeme de acerca de que puedo hacer para evitarlo—si puedo tener otra vez y quedar embarazada o ¿es preferible ya no?
Por favor. Para eso estoy aquí para que usted me ayude.

palabras y frases útiles

-que es lo que me sucedió — what it is that happened to me
-prueba de embarazo — pregnancy test
-una enfermedad — an illness
-te retiene el líquido del cuerpo — you retain fluid in the body
-Te hincha — you swell
-Sientes pesado —you feel heavy
-era tan feo — it was so bad/ugly
-que yo no se lo deseo a nadie — that I wouldn't wish it on anyone
-Y mas sin embargo — and yet more
-yo sentía que yo no quería — I felt like I did not want to

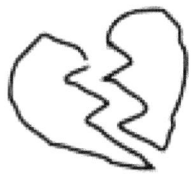

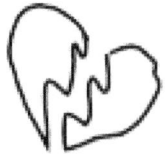

la preeclampsia II

Doctor, buenas tardes. Mire, estoy aquí porque necesito su ayuda por favor. Quiero comentarle un poquito, rapidito, que es lo que me sucedió en mi embarazo anterior. Y estoy aquí porque quiero una prueba de embarazo.

Pero en el embarazo anterior, yo sufrí de preeclampsia. La preeclampsia es una enfermedad que te retiene el líquido del cuerpo. Te hincha. Se te hincha todo el cuerpo. Las piernas. Sientes pesado cuando caminas. La circulación de la sangre no es la misma. Entonces, yo es lo que tengo miedo de volver a tener los mismos síntomas si es que estoy embarazada nuevamente.

Pues...quiero prevenir eso. Y por favor, quiero que usted me ayude porque también durante el embarazo anterior yo sufrí de ansiedad y depresión. Y era tan feo que yo no se lo deseo a nadie. Yo lloraba sin saber por qué. Yo tenía miedo de estar sola. Yo lloraba y yo decía:
"¿Por qué estoy llorando?
Debo estar contenta porque tengo a mi bebé."
Y mas sin embargo, yo sentía que yo no quería comer. Yo sentía que yo no quería vivir más. Mas sin embargo, después de la ayuda que unos doctores me dieron, todo cambió y mi vida volvió a ser normal.

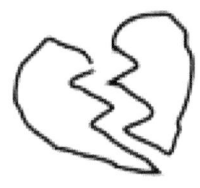

palabras y frases útiles

-me dan ganas de llorar — I get the urge to cry
-Me deprimo — I become depressed
-Quisiera yo que — I wish that (contrary-to fact)
-esto nunca hubiera sucedido — this never had happened
-esa no funciona — that doesn't work/help
-usted me podía decir — could you tell me
-acudir para tener ayuda — reach out to for getting help

la pérdida de un bebé

Sí, doctor. Estoy muy triste, pues, por todo lo que pasó. Entonces, me dan ganas de llorar aveces. Me deprimo. Quisiera yo que esto nunca hubiera sucedido. Pues, porque teníamos tantos planes con mi familia, con mi esposo, mi hijo...teníamos tantos planes—porque tengo otro hijo—entonces teníamos tantos planes con este nuevo bebé. Pero...este...esta tristeza, yo no puedo con esta tristeza ahorita. Usted me recomienda que yo vaya con un sicólogo o alguien que me pueda ayudar porque siento que...que es más fuerte que yo... Aveces me entra mucha la melancolía. Me pongo llorar en mi cuarto. Y aún aveces que me hablan mis amigas, esa no funciona pero...
Por favor, ¿usted me podía decir con quién puedo yo... este...acudir para tener ayuda. Por favor. Gracias.

palabras y frases útiles

-Yo conocía a mi nueva pareja — I met my new partner
-hace dos o tres meses atrás — 2 to 3 months back
-Al principio — at first
-las ultimas cuantas veces — the last few times (recently)
-he estado sintiendo — I have been feeling
-calentura — fever
-escalofríos — chills
-Se me da un frío — I get cold
-hasta los huesos— to the bone
-al orinar — upon urinating
-comezón — itching
-un flujo que sale — a flow (fluid) that comes out
-un olor bastante feo — a pretty bad/ugly odor
-se me infla — bloats up

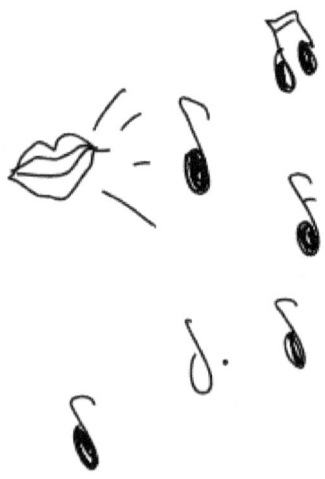

una enfermedad de transmisión sexual

Bueno, doctora. Fíjese que yo vine a la clínica hoy porque estoy teniendo unas problemitas. Yo conocía a mi nueva pareja como hace dos o tres meses atrás. Y tenemos relaciones sexuales. Al principio todo estaba bien, pero las ultimas cuantas veces, he estado sintiendo mucho dolor...cuando tenemos relaciones. Y eso está causando unos problemas. También estoy sintiendo como calentura. La frente se me pone bien, bien caliente. Pero a la misma vez, estoy sintiendo escalofríos. Se me da un frío hasta los huesos. También estoy sintiendo mucho dolor al orinar hasta el punto que ya ni quiero ir a orinar porque me duele tanto. Y a la misma vez estoy sintiendo mucha comezón en la vagina. Y...de vez en cuando—no es cada vez, ni cada día tampoco—pero de vez en cuando, tengo como un flujo que sale. Y no es como siempre. Esto tiene un olor bastante feo y es como un color verdecito...o algo, no sé.
Pero no creo que es normal.
También, de vez en cuando, siento que el estómago...se me infla bastante. Y...hasta me pasa cuando no he comido nada. Entonces, la verdad es que no sé lo que me está pasando. Y quisiera saber si hay algo que tengo que hacer.

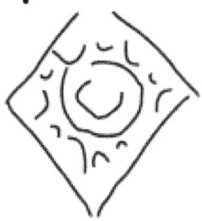
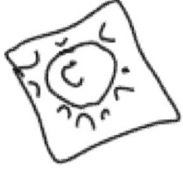

palabras y frases útiles

-en cuanto a — in terms of / speaking of
-hijos/hijo/hija — kids / son / daughter
-nació — was born
-está casada — is married
-es abogada — is a lawyer
-negocio de limpieza de casa — housecleaning business

La familia

Bueno...en cuanto a mi familia—hablando de mis hijos—yo tengo tres hijos. Y tengo una hija que vive en California y ella tiene un hijo también que está en Honduras. Y mi otra hija que nació en matrimonio —porque mi primera hija no nació en matrimonio, nació fuera de matrimonio—ella se llama Paola Yarelda Mejia y ella está casada y tiene una niña y un niño y vive en...
Raleigh, Norte Carolina.
Y mi hijo...él es oficial en el Navy y él vive...Bueno, él está en la base naval de San Diego, California. Y él también, ya tiene su novia y tiene un niño que se llama Mason. Y mi hijo se llama José Yasmani Mejía Torres.
¿Y yo? Mi nombre: José Mejía. Eh..yo estoy casado con una brasilera. Ella es un...Ella es abogada en Brasil. Y aquí ya tiene su compañía/su negocio de limpieza de casa. Y es una excelente persona. Es una mujer muy fantástica.

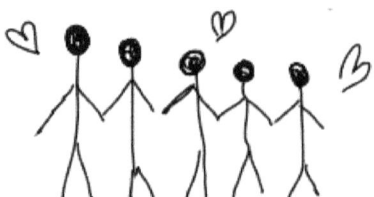

palabras y frases útiles

-el día que me veas vieja — the day you see me old
-trata de entenderme — try to understand me
-eso ya me lo contaste — you already told me that
-noche tras noche — night after night
-hasta que te quedabas dormida — until you'd fall asleep
-no me regañes por favor — please don't scold me
-avergonzarme — to shame / embarrass me
-tuve que perseguirte — I had to pursue you
-para que te bañaras — so that you'd bathe/ take a bath
-como vestirte y peinarte — how to dress and comb yourself
-lidiar con — fight or battle with
-el hilo — the thread
-recordar — to remember
-ten presente — "have present" = keep in mind
-diste tus primeros pasos — took your first steps
-con gran cariño — with great care
-por el regalo de tiempo — for the gift of time
-tuvimos la dicha de compartir — we had the blessing to share

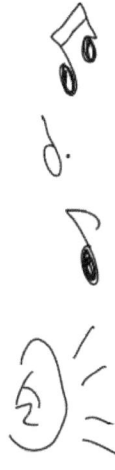

Cuando me veas vieja...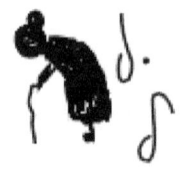

Mi querida hija, el día que me veas vieja, te pido por favor que tengas paciencia, pero sobre todo trata de entenderme.

*

Si cuando hablamos, repito lo mismo mil veces no me interrumpas para decirme "eso ya me lo contaste." Solamente escúchame por favor. Y recuerda los tiempos en que eras niña y yo te leía la misma historia noche tras noche hasta que te quedabas dormida.

*

Cuando no me quiera bañar, no me regañes por favor. No trates de avergonzarme. Solo recuerda las veces que yo tuve que perseguirte con miles de excusas para que te bañaras cuando eras niña.

*

Cuando veas mi ignorancia ante la nueva tecnología, dame el tiempo necesario para aprender. Y por favor no hagas esos ojos, ni esas caras de desesperada. Recuerda, mi querida, que yo te enseñé a hacer muchas cosas: Como comer apropiadamente, como vestirte y peinarte por ti misma y como confrontar y lidiar con la vida.

*

El día que notes que me estoy volviendo vieja, por favor, ten paciencia conmigo. Y sobre todo trata de entenderme. Si ocasionalmente pierdo la memoria o el hilo de la conversación, dame el tiempo necesario para recordar. Y si no puedo, no te

pongas nerviosa, impaciente o arrogante.
*

Solamente ten presente en tu corazón que lo más importante para mí es estar contigo y que me escuches. Y cuando mis cansadas y viejas piernas no me dejen caminar como antes, dame tu mano de la misma manera que yo te la ofrecí cuando diste tus primeros pasos.
*

Cuando estos días vengan no te debes de sentir triste o incompetente de verme así, solo te pido que estés conmigo. Que trates de entenderme y ayudarme mientras llego a final de mi vida con amor y con gran cariño por el regalo de tiempo y vida que tuvimos la dicha de compartir juntas.
*

Te lo agradeceré con un enorme sonrisa y con el inmenso amor que siempre te he tenido. Solo quiero decirte que te amo, mi querida hija.

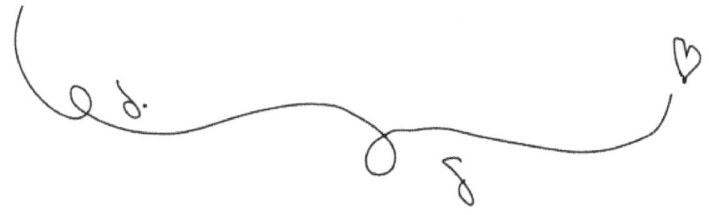

palabras y frases útiles

-el desayuno — breakfast
-papas fritas — French fries
-No te creo — I don't believe you
-papas con huevo — potatoes with egg
-también con queso — also with cheese
-subes al autobús — do you ride the bus?
-Quién te lleva — Who takes you?
-un niño se cayó y se raspa — a boy fell and scraped himself
-acá — here
-ya no — not anymore
-nadie se cae — nobody falls
-tarea — homework
-la cena — dinner
-Están sabrosos — are they tasty?

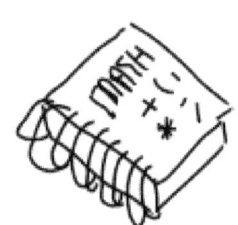

un chequeo de niño para entrar en la escuela

Hola, ¿cómo te llamas?
Daniel.
Y ¿tu nombre completo?
Juan Daniel A——— ——z
A——————z...y señorA—————z,
¿cuál nombre prefieres?
Juan.
Y tus maestros ¿cómo te llaman?
Daniel.
Y Daniel, Juan Daniel,
¿qué comes por desayuno?
¿En las mañanas?
En las mañanas.
Como...algunas veces, papas fritas...

¡Papas fritas! No te creo.
No, no...lo siento...papas con huevo y huevo también con queso.
Y...¿subes al autobús para ir a la escuela?
No, ya, no.
¿Quién te lleva?
Mi papá, todas la mañanas en el—¿cómo se llama?—en el 'Car Circle'
Tienen como 5...tienen 'Black Top.' Tienen 'After School.' Y tienen 'Car Circle.' Tienen 'Front Walkers' y tienen 'Bus.'
Y ¿tú vas por 'Car Circle.'
No, no...cuando termina la escuela...yo...primero, cuando llego a la escuela a Car Circle...y cuando termina la escuela, voy a After School.
Y, ¿qué haces en la escuela?
Como.
¿Comes?
Y, Juan Daniel, ¿qué juegos o deportes te gustan después de la escuela?
A mi me gusta el futbol. Pero no...después del lonchtime no jugamos fut...porque un niño se cayó y se raspa...se raspó acá
¡Ay no! ¿De verdad?
Y ya no jugamos futbol.
¿Los maestros dicen que no pueden?
Sí, solamente...después del lunch, no, ya no. Sunday y 'After School' porque nadie se cae.
Y ¿tienes...las maestras te dan tarea?
¡Sí! ¡Mucho!
¿Mucha tarea?
¿Qué comes para la cena?

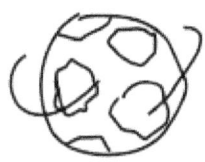

¿Lunch?
Okey sí, ¿qué comes en lunch?
No chicken nuggets. Venden, pero a mí no me gusta. Como salad.
¿Salad? Es muy saludable. ¡Muy bien! Y ¿qué comes para la cena?
En ¿snack? Algunas veces como comida de bebé... pero es bueno para el cuerpo. Como yogur... y esos Baby Gerbers.
¿Están sabrosos?
Sí, tienen fruta, tienen vegetales.
Okey, y a ver, ¿qué más?
Lo que a mi me gusta es el de pera. También el de uva con pera.
Mmm ¡Que rica!

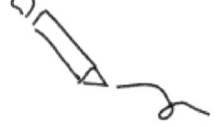 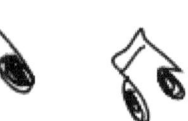

Un chequeo de bebé sano   (not recorded)

Desarrollo motor

¿**Levanta** la cabeza?
¿**Gira** la cabeza al sonido de su voz?
¿**Busca** sonidos con la vista?
¿**Se sienta** solo o con ayuda?
¿**Agarra** sus manos?

Desarrollo lingüístico

¿**Hace** sonidos felices y sonríe?
¿**Imita** palabras que usted dice?
¿**Repite** palabras que usted dice?
¿**Sabe** decir algunas palabras?

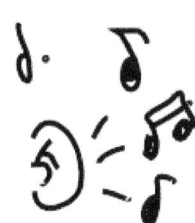

Desarrollo social/emocional

¿**Llora** con personas extrañas?
¿**Juega** con mamá o papá?
¿**Le gusta** jugar con su juguete?
¿**Le gusta** interactuar con la familia?

Peligros de la casa

Proteja al bebé de **los peligros de la casa**
Proteja al bebé de **caerse en las escaleras.**
Proteja al bebé de **ahogarse en la bañera.**
Proteja al bebé de **ingerir químicos de limpieza.**
Proteja al bebé de **cosas pesadas que pueden caerle.**
Proteja al bebé de **los cables y enchufes.**

palabras y frases útiles

-Si porto bien — If I behave well
-Cuando sea — when it is
-cuando yo cumpla seis — when I turn 6
-Donde yo quiera — Wherever I want
-casi no caben — They almost don't fit
-Cabe uno acá — One fits here
*Daniel has a large collection of Hot-Wheels cars and is running out of space on his bookshelf to display them!

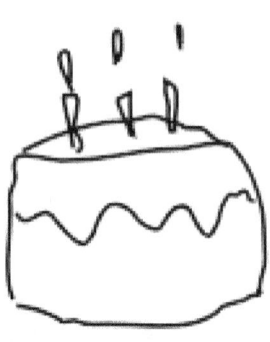

el cumpleaños de Daniel

Si porto bien todos los días en la escuela, me van a comprar algo. Cuando sea mi cumpleaños nos vamos a hacer la fiesta en casa....cuando cumple cinco. Ahora ya nos vamos hacer...cuando yo cumpla seis, lo siento.
Y ahora, ya no vamos a hacer la fiesta en la casa... tampoco aquí al otro lado. Me van a comprar...
Vamos a comprarme algo...
*¿Sabes donde va a ser?
Al parque...o un alar.
Donde yo quiera.
*¡Guau! Y ¿dónde quieres ir?
Yo quiero ir a Toys-R-Us porque quiero comprar carros. (Hot-Wheels)
Pero casi no caben porque...ya no caben...
*Es verdad. Casi no caben.
Cabe uno acá...

palabras y frases útiles

-las vacunas — vaccinations
-me las solicitaron en la escuela — that the school asks for
-deportista — athletic
-él se levanta — he gets up
-él se cepilla los dientes — he brushes his teeth
-se lava la cara — he washes his face
-se da un baño aveces — sometimes he takes a bath
-desayunamos — we eat breakfast
-empezó a... he started to
-el pecho se lo ha cerrado — his chest has "closed" up on him
-ha de ser que tiene asma — it must be that he has asma
-abrirle el pecho — to "open" his chest
-cuando este le sucede — when this happens to him

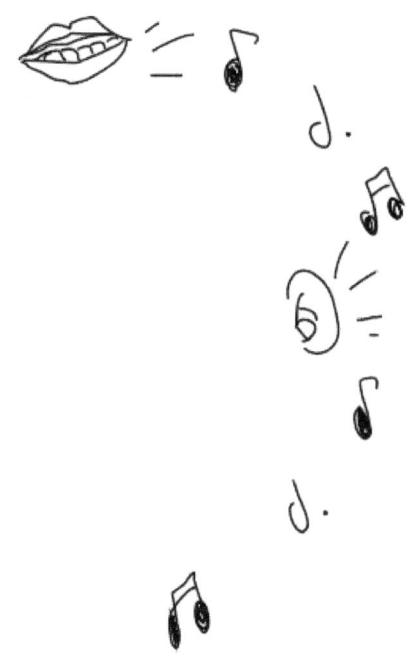

la cita para las vacunas

¡Hola! Buenas tardes, doctor. Mucho gusto. Mi nombre es Aury y él es mi niño, Daniel Avendaño. Él tiene siete años de edad.
Pues, estamos aquí por...para solicitar una...este... las vacunas que me las solicitaron en la escuela. Él es un niño muy activo, muy deportista. Él es un niño muy feliz. Y trato de ser buena madre y trato de alimentarlo bien en la casa y...este...Ahorita están solicitándome las vacunas.
Y también, pues, quiero comentarle que él...su rutina diaria es esta: desde que él se levanta, él se cepilla los dientes, se lava la cara, se da un baño aveces. Después vamos y desayunamos un desayuno muy completo, muy balanceado...pues...Trato de que él sea un niño muy saludable.
Este...y pues, también estoy un poquito preocupada porque he notado...este...que él tiene...este...empezó a...el pecho se lo ha cerrado. Siento que tiene una alergia. Y pues, ha de ser que tiene asma. Entonces, por favor, doctor...yo no sé como abrirle el pecho cuando este le sucede. Por favor, ¿usted podría ayudarme?

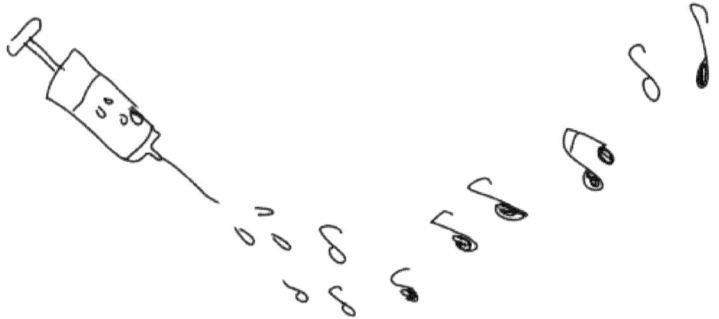

palabras y frases útiles

-un niño muy tranquilo — a calm / "laid back" boy
-sensible — sensitive
-tuvo un problema — he had a problem
-me contó — he told me / he recounted to me
-le estaba pegando /empujando — was hitting / pushing him
-yo siempre le decía a mi hijo — I would always tell my son
-Dígame cuando — Tell me when
-si alguien te está molestando — if someone is bothering you
-Y menos mal que — And luckily
-Así que una vez me aparé — so I got up at once
-muéstrame — show me
-Y así fue — And that's how it went
-me monté ...al bus — I got on...the bus
-le pedí al chofer — I asked the driver
-que por favor me dejara — that please would she let / allow me
-Ella me dejó — She let me
-parar de pegarle — to stop hitting him
-y a los demás — and the others
-si lo seguía haciendo — if he continued doing it
-yo iba a decir — I was going to tell
-Y pues, funcionó — And well, it worked
-Sí, ayudó — Yes, it helped
-nunca le volvía a pegar — he never returned to hitting

 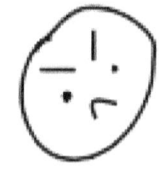

el bullying/ el acoso

Mi hijo es un hijo bueno. Es un niño muy tranquilo. Va al cuarto grado en la escuela elementaria. Y también es muy tímido. A veces es muy sensible. Pero es un niño muy bueno y tranquilo.

Hace un poco, pues, tuvo un problema—que estoy contenta que me lo dijo porque me contó—que casi todos los días un niño en el bus escolar le estaba pegando o le estaba empujando.
Y yo siempre le decía a mi hijo, "Dígame cuando tenga un problema. Dígame si alguien te está molestando o bullying."

Y menos mal que mi hijo me dijo de este niño que le está molestando. Así que una vez me aparé fui con él a la estación del bus, al esperar el bus, y le dije a mi hijo, "Cuando entres al bus, muéstrame quién es el niño porque necesito hablar con él." Y así fue. Cuando llegó el bus, me monté con mi hijo al bus y le pedí al chofer que por favor me dejara con este niño que le estaba molestando a mi hijo. Ella me dejó y le dije al niño—cuando vi al niño, le dije que por favor parar de pegarle al mi hijo y a los demás. Que eso no estaba bien. Y que si lo seguía haciendo, yo iba a decir al principal de la escuela.
Y pues, funcionó. Sí, ayudó porque después de eso mi hijo me dijo que más nunca le volvía a pegar.

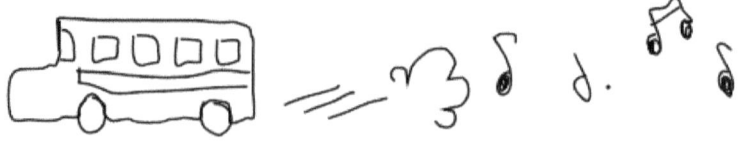

Un chequeo de niño sano

La maestra dice que **Daniel es un niño contento.**
No está causando problemas.
Viene cada día a la escuela, listo para aprender.

La maestra dice que **Beatriz es una niña tímida.**
No está hablando ni levantando la mano en clase.
No está sacando buenas notas.
Viene cada día a la escuela, lista para escuchar.

El maestro dice que **Juanito es un niño travieso**.
No está portándose bien en clase.
No está prestando atención al maestro.
Se mete en todo tipo de problemas.
Viene de vez en cuando a la escuela, listo para pelear con los otros niños.

Comparisons, Equalities, and Superlatives

Daniel es **más** tranquilo **que** Juanito.
Juanito es **menos** tímido **que** Beatríz.
Juanito viene a la escuela **menos que** Daniel.

Beatríz viene a la escuela **tanto como** Daniel.
Beatríz no tiene **tantos** amigos **como** Daniel.

Juantio es **el más** travieso de los tres niños.
Beatríz es **la más** tímida de los tres niños.
Daniel es **el más** contento de los tres niños.

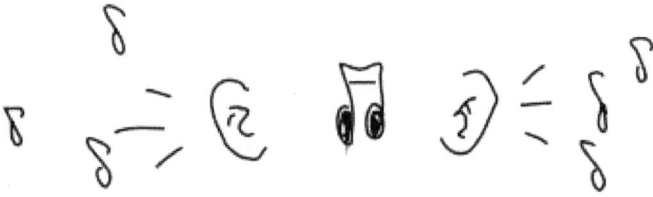

palabras y frases útiles

-yo vine aquí — I came here
-Realmente he aprendido mucho — I have really learned a lot
-tenía que ser hecha — it had to be made/built
-uno puede escoger — one may choose
-Pero al final, me di cuenta de — But in the end, I realized
-que ellos tienen entendido — that they have understood
-ellos me han hecho mucho daño — they have done much harm
-Me ha quebrado la casa — my house has been broken into
-La aseguranza subió — the insurance when up
-El alarma...sonaba demasiado —The alarm sounded too often
-Es la lucha — It is the fight

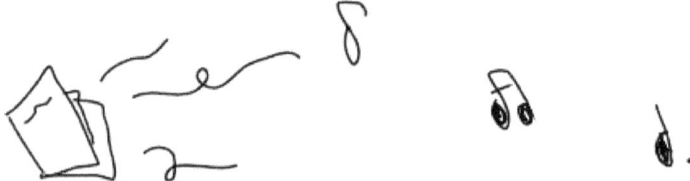

una historia

Bueno...yo vine aquí a este país en mil novecientos noventa y dos (1992) y llegué a California. Estuve en California noventa y dos a septiembre hasta septiembre de noventa y seis (1996) que vine a Norte Carolina. Y vine exactamente a Durham.
Durante ese tiempo que estoy aquí en Norte Carolina...Y en mil novecientos noventa y siete (1997) yo comencé a trabajar por el DOT, el departamento de transportación y continúo a trabajar allí.
Todavía me gusta mucho mi trabajo. Realmente he aprendido mucho. Los compañeros son excelentes personas.

Bueno...el año dos mil diez (2010) yo califiqué para una casa de Habitat por Humanity y ellos me dijeron que la casa tenía que ser hecha en un lugar que ellos designan. O sea, uno puede escoger su lotes pero la 'puntica' de ellos es hacer casas en áreas malas, poner gente...buena—o gente de buena conducta moral—en áreas malas.

Entonces, yo escogí mi lote, en donde vivo ahora que es el Morehead Avenue en Durham. Es bien cerca a downtown Durham. Y realmente la casa es muy bonita. Me gusta. Está hecha de una tecnología 'greenhouse.'

Pero al final, me di cuenta de algo: que los vecinos que yo tengo...realmente—particularmente de 'nextdoor'— y que es la mentalidad de que ellos tienen entendido que yo vivo en casa Habitat...yo tengo...ellos me han hecho mucho daño.

Me ha quebrado la casa tres veces. Me ha robado mucho. La casa perdió valor. La aseguranza subió. Unas aseguranzas...después de que pasó eso...ellos no pudieron seguir dándose seguros. Tuve que buscar otra aseguranza. El alarma al inicio sonaba demasiado. Llegó un bill de parte de la ciudad de varios miles que a final fue a colección.

Entonces es una historia bonita, alegre porque es de la casa y me gusta mucho. A mi esposa no le gusta, pero a mí sí. Y son cosas que aveces suceden. Pero bueno, poco a poco, pienso que esto puede mejorar. Y pues, allí estamos. Es la lucha.

palabras y frases útiles

-el sistema inmunológico — the immune system
-comienzan a trabajar — they begin working
-lo fortalece — strengthens it
-matando los radicales libres — killing the free radicals
-protegiéndolo — protecting it

los suplementos

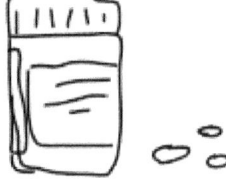

Sí...este...estoy tomando suplementos, suplementos alimenticios. Son productos de 4Life Research. Es una compañía concede en Utah. Es una compañía que produce los productos suplementarios más avanzados en este momento.
Ellos se enfocan en el sistema inmunológico. Son productos con diferentes sustancias naturales y también llevan moléculas sacada del calostro de los animales.
Y las moléculas hacen que cuando la persona toma los productos, las moléculas entran el sistema y comienzan a trabajar con las moléculas que ya tiene uno. Y ellos comienzan a interactuar y hacen el sistema más inteligente. Lo hacen...lo fortalece... como matando los radicales libres que destruyen las células, y protegiéndolo. Es un producto natural, cien por ciento, muy bueno para la salud.

palabras y frases útiles

- en cuanto a la salud — in terms of health
- Según me doy cuenta — according to what I realize/understand
- hospital del gobierno — government hospitals
- las empresas — the businesses
- tiene que tener mucho por cierto — you must have a lot for sure
- para (ganar) atención — to gain/win attention
- sucede que sí hay atención — it happens that there's attention
- los implementos — the implements/ instruments
- comprar los guantes, la bata — to buy the gloves, gown
- con la operación...digamos — with the operation...let's say
- por acaso — in case
- una semana después — a week later
- prefiere llevarlo para la casa — prefer to take him home
- atendiéndolo — tending to him
- los familiares — the relatives
- usar espacio — using space

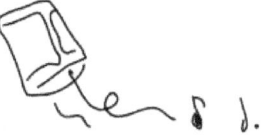

No hay medicinas (Honduras)

Bueno, vamos a hablar de las diferencias que hay—en cuanto a la salud—aquí en los Estados Unidos y en...bueno, voy a hablar de Honduras principalmente.

Según me doy cuenta, en Honduras, cuando una persona es pobre y va al hospital, tiene que ir al hospital del gobierno porque las empresas que tienen esos hospitales privados...si por uno que no tiene el dinero—y tiene que tener mucho por cierto—para atención. Ello no gana una a persona atención si no tiene el dinero para pagar.

En el hospital de gobierno sucede que sí hay atención. Hay médicos atendiendo veinticuatro horas. Pero muchas veces no hay medicinas o no hay los implementos que necesita el doctor para cada uno para una operación. Muchas veces el paciente tiene que comprar los guantes, la bata para el médico o algo de implementos. Y esto es triste pero se da la gente que no tiene dinero—es… la situación. Otra cosa es…con la operación… digamos, o las citas que la dan para mucho tiempo, tal vez tres, cuatro cinco, seis meses. Y cuando la paciente…pues…realmente necesite para una semana después. Y ya está tres, cuatro, cinco, seis meses. Y eso, pues, es una situación complicada para la pobre gente.
En cuanto a la cultura de los pacientes en Honduras, por acaso, si alguien está enfermo, la familia prefiere llevarlo para la casa y cuidarlo en casa antes que tenga el hospital porque en el hospital, pues, no puede estar la familia allí atendiéndolo.

Normalmente…los pacientes, los familiares de los pacientes se llevan al paciente para la casa y allí lo tiene y lanza medicamentos y los están cuidando.
Es una forma para evitar…usar espacio en el hospital. Y pues, es una forma de cultura diferente.

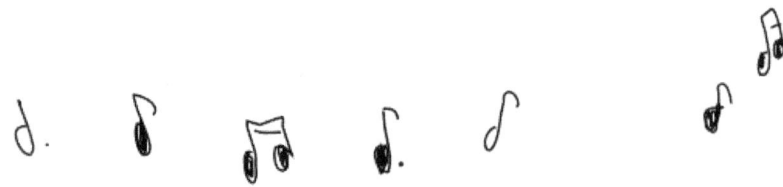

palabras y frases útiles

-alrededor de ocho años — around /about 8 years (ago)
-Estábamos ampliando — we were widening
-una carretera — a highway
-estaba dos personas — 2 people were there
-cortando árboles — cutting trees
-mover la rama — to move the branch
-mientras tanto — meanwhile
-como no ha llegado — since/as it had not arrived
-yo estaba moviendo las ramas — I was moving branches
-habían caído antes — that had fallen previously
-le dio mucho — (the chainsaw) kicked back
-retorció — twisted
-cuando él gritó...era tarde — when he yelled...it was too late
-me cayeron a mí — they fell on me
-anteojos de seguridad — eye protection
-guantes — gloves
-la recuperación — recovery
-cada vez que caer un árbol — each time you fell a tree
-hay que avisar — you must alert/let people know
-Y él no la tuvo — he did not have it (precaution)
-lamentable — lamentably

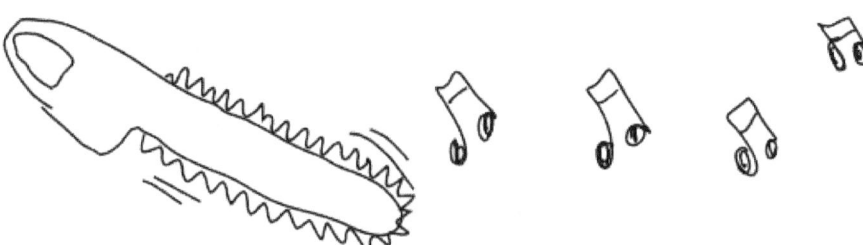

un accidente en el trabajo

Bueno...hace unos...pienso que...alrededor de ocho años, yo tuve un accidente en el trabajo. Estábamos ampliando una carretera y estaba dos personas con el motosierra o 'chainsaw' cortando árboles. Y estábamos esperando el 'back hoe' para que...para mover la rama. Pero mientras tanto, como no ha llegado, estaba en camino, yo estaba moviendo las ramas que estaban en la carretera— de los arboles que habían caído antes.
Pero un de los compañeros de trabajo...él estaba cortando un árbol y él...este...le dio mucho con el 'chainsaw' y él dice que...lo hizo 'twist'—como retorció. Y cuando él gritó "¡José!" era tarde.
Y el árbol, las puntas del árbol me cayeron a mí. Pero gracias a Dios, yo tenía casco 'hard hat' y tenía anteojos de seguridad y guantes, zapatos de seguridad, todo eso.
Y bueno, llamamos...llamaron a la ambulancia. Llegó. Fue al hospital. Y el día, el mismo día, salí del hospital y estuve como...alrededor de tres meses en recuperación.
Realmente, fue un accidente. Mi compañero...él no tomó la precaución...De cortar un árbol...debe ser... cada vez que caer un árbol, hay que avisar. Y hay que parar el tráfico. Necesita mucha precaución. Y él no la tuvo. Y la verdad...tal vez, estaba un poquito de cuidado pero fue un accidente que...lamentable.

palabras y frases útiles

-me cayó — it fell on me
-hace aproximadamente diez años — about 10 years ago
-salí ese mismo día — I left that same day
-había quedado con mucho dolor — had remained very painful
-Me ponía...a sentarme — they put me / made me sit
-sobre una bola bien grande — on top of a big ball
-uno aprende a hacer terapia — one learns to do therapy
-el nivel de resultado — the level of result
-fue una buena lección — it was a good lesson
-aunque no fui culpable — even though I was not at fault / guilty
-seguridad primero — safety first

Un chequeo para el trabajo/ un examen físico anual

¿A qué se dedica usted?   ¿**En qué trabaja usted?**

¿Trabaja usted en **una fábrica?**
¿**Cuáles actividades** tiene que realizar?

¿Trabaja usted en **una granja de gallinas**?
¿Tiene que levantar y llevar **cosas pesadas**?

¿Trabaja usted en **construir casas**?
¿Tiene que **esforzarse** mucho?

¿Trabaja usted en **construir carreteras**?
¿Tiene que **esforzarse** mucho?

¿Trabaja usted en **una cocina**?
¿**Se siente seguro** en su trabajo?

¿Trabaja usted en **el campo**?
¿Trabaja **la cosecha** de frutas o verduras?

¿Tiene que...
estar de pie todo el día?
estar sentado todo el día?
estar encorvado o agachado todo el día?
estar de rodillas todo el día?

¿Qué pasó?
¿Usted **se cayó** en el piso resbaloso y torció la rodilla?
¿Usted dejó caer algo pesado **que aplastó el pie**?
¿Usted levantó algo pesado y **resultó dañar la espalda**?
¿Usted tuvo **un accidente**?

¿Le duele **cuando yo presiono en el hombro**?
¿Le duele **cuando usted baja el brazo**?
¿Le duele **aún cuando usted está descansando**?

¿Puede **mover** su brazo?
¿Puede **levantar** su brazo?
¿Puede **mover** el brazo detrás de su espalda?
¿Puede **doblar** la rodilla? ¿la muñeca? ¿los dedos?
¿Puede **elevar** la rodilla contra mi resistencia?
¿Puede **apretarme** la mano?

Veo que…
el hombro queda severamente <u>sensible a la presión.</u>
todo el movimiento es <u>limitado y doloroso.</u>
el dolor viene de <u>un nervio pinzado.</u>

Un examen de rayos equis <u>puede mostrar los huesos.</u>
Una resonancia magnética <u>puede mostrar líquido (bursitis)</u>
Una resonancia magnética <u>puede mostrar inflamación.</u>
Una resonancia magnética <u>puede mostrar un desgarro</u>
(del manguito rotador).

Recomiendo **reposo**.
Recomiendo **medicamentos antiinflamatorios**.
Recomiendo **terapia física**.
Recomiendo **un régimen de estirar**.

Si el reposo, los medicamentos, y la terapia no le alivian el dolor…
Recomiendo **una inyección de cortisona**.
Recomiendo **cirugía artroscópica**.

Usted merece **respeto**.
Usted merece **un ambiente seguro en donde trabajar**.
Usted merece **protección de los peligros de su trabajo**.
Usted merece **respeto como todo ser humano**.

terapia física

Después de que tuve el accidente cuando la punta de un árbol me cayó en mi cabeza—hace aproximadamente diez años—me llevaron a la emergencia al hospital. Estuve allí en el hospital alrededor de seis horas. Y salí ese mismo día. Yo salí caminado.

Después, estuve por un tiempo en terapia, en terapia física para recuperar el sistema de músculos. Toda la parte que había quedado con mucho dolor. Y recuerdo que yo iba a las terapias... y bueno, no me gustó hacer las terapias pero tenía que hacerla. Me ponía sobre una bola bien grande a sentarme y hacer para atrás, hacer ejercicio. Sobre una puerta, poner los dos brazos por arriba, y hacer como...mover el abdomen. Bueno...fue mucha terapia. Pero fue algo muy interesante porque uno aprende a hacer terapia y ver el nivel de resultado que sea, pues, positivo. Que uno...siendo este sistema de músculos está trabajando mejor. Y fue bien interesante. Y también fue una buena lección porque realmente este accidente—aunque no fui culpable—pero aprendía estar siempre en alerta ahora. Porque seguridad primero.

palabras y frases útiles

-seguridad — safety
-evitables — avoidable
-debe uno trabajar — One should work
-en una área de realmente sea segura — in an area that is safe
-demás la familia espera — moreover the family waits (for you)
-se maneja /manejamos — one drives / we drive
-un camion pesado — a heavy truck
-retroceder — to go backwards / reverse
-tener una persona — to have someone
-que queda atrás— that stays behind
-que nos dirija — that directs us
-bajarnos del camión — get down/ get out of the truck
-e ir a ver — and go look
-Estar segura que no haya — to be sure that there's not
-Despacio y viendo los espejos — slow and seeing the mirrors
-quitar la nieve de la carretera — clear the snow off the road
-son pesadas — they are heavy
-pegarle en el zapato — hit someone's shoe
-caer con fuerza — fall hard

seguridad en el trabajo

Okey, voy a hablar de...al respecto a...seguridad en el trabajo. He aprendido que todos los accidentes con evitables. Y debe uno trabajar en una área de realmente sea segura porque la salud es lo más importante. Y demás la familia espera en la casa. Entonces uno debe de evitar por todas la formas, eh, accidentes.
Una de las accidentes más común...en las personas... es cuando se maneja—bueno, cuando manejamos el 'dump truck'—un camion pesado. Pero cuando uno está 'reverseando' o retrocediendo, eso hace mucho accidente. Por el... no tener el hábito o costumbre de que si vamos a retroceder en una área, siempre tener una persona que nos—que queda atrás—que nos dirija.
Pero si no lo tenemos, tenemos que...bajarnos del camión e ir a ver el área. Estar segura que no haya persona caminando o otro vehículo y hacerlo con mucha...seguridad. Despacio y viendo los espejos, ambos espejos a cada segundo. Y así pues, se evita muchos accidentes. 'Reversan' vehículos es lo que más accidentes...da. Pero cuando estamos trabando con...por si acaso...instalando las 'plow'—para quitar la nieve de la carretera—es bien peligroso porque son pesadas. Yo tengo mucho cuidado que una 'plow' no vaya a pegarle en el zapato, caer con fuerza. Esto puede causar más accidente.

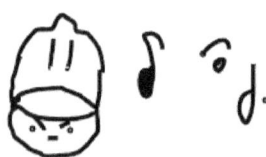

palabras y frases útiles

-cortando la grama / césped/ pasto — cutting the grass
-se vino una lluvia espectacular — a espectacular rain came
-fue bien curioso — it was so strange
-Se miraba al sol brillando — you saw the sun shining
-algo bello — something beautiful

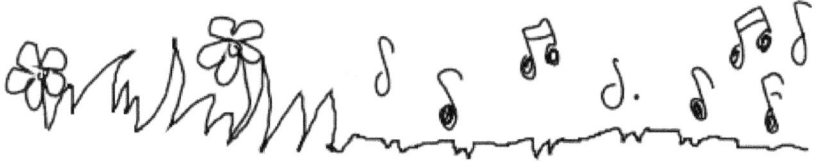

el trabajo y la lluvia

Bueno...ayer fue un día...este...que estuve trabajando, cortando la grama en tres casas—dos casas de 'vecinos' y en mi casa también. Eso lo hice durante el día. Y durante la tarde, noche, fui a la iglesia. Tuvimos un servicio muy fantástico.
Y algo curioso ayer cuando estaba cortando la grama: se vino una lluvia espectacular. Una lluvia fantástica, haciendo mucho sol. Y esa lluvia fue bien curioso. Se miraba al sol brillando y la lluvia... algo bello.

Examen físico y los resultados

Aquí tiene la bata,
Por favor, **quítese la ropa y póngase la bata**.
Por favor, acuéstese **boca arriba**.
Por favor, acuéstese **boca abajo**.
Por favor, acuéstese **del lado derecho**.
Por favor, acuéstese **del lado izquierdo**.

Cuando le examiné, noté una **masa testicular**.
Cuando le examiné, noté **un soplo del corazón**.
Cuando le examiné, noté **hinchazón** de las piernas.
Cuando le examiné, noté **una masa en el seno derecho**.
Cuando le examiné, noté **rigidez en las coyunturas**.

Creo que usted tiene edema.
Es posible que usted tenga bajo nivel de oxígeno.
Creo que usted tiene el hígado grande.
Es posible que usted tenga pérdida de sensación.

Para confirmar el diagnóstico, va a ser necesario hacer…

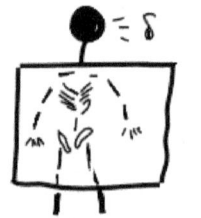

…una mamografía.
…un ultrasonido.
…un escán (CT, MRI).
…una prueba de sangre.
…un rayo-X (equis).
…unas pruebas.

Usted debe ir a un especialista.
Voy a referirle a un terapeuta físico.
Voy a referirle a un psicólogo.
Voy a referirle a un consejero familiar.
Voy a referirle a un trabajador social.
Voy a referirle a un especialista en esta condición.

Dígame lo que usted comprende de su diagnóstico.
Llame a la clínica si tiene alguna pregunta o problema.
Vaya directamente a Urgencias si se pone peor.

palabras y frases útiles

-me acaban de dar la noticia — they just gave me the news
-en urgencias — in the ER
-quiero saber — I want to know
-la quemadura — burn
-alguna — some (kind of)
-consciente — conscious
-va a quedar bien su brazo — his arm is going to be well

a la sala de emergencias

Doctor, buenas tardes. Estoy aquí porque me acaban de dar la noticia mi esposo está en urgencias.
Por favor, quiero saber...
Tengo muchas preguntas para usted:
Necesito saber ¿qué grado de quemadura tiene?
¿Él va a necesitar alguna operación?
¿Él está consciente?
¿Va a necesitar la operación...?
Después de la operación ¿va a quedar bien su brazo?
También ¿él va a necesitar alguna terapia o va poder mover su brazo normalmente?
Por favor, explíqueme, porque estoy muy preocupada.

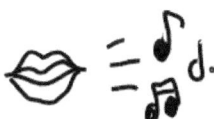

palabras y frases útiles

-tenía cocinando ... en un sartén — I had cooking...in the skillet
-aceite caliente — hot oil
-por hacer las cosas con prisa — by doing things in a hurry
-no me percaté de que — I didn't perceive that
-yo quise mover — I tried to move
-se me derramó — it spilled on me
-me pusieron hielo — they put ice on me
-dijeron — they said

quemadura I

Ah bueno...fue en el mes de abril. Yo estaba cocinado y estaba bastante ocupado. Este...tenía cocinando dos...tres cosas en un sartén con aceite caliente que estaba calentando.
Entonces...este...con la...por tener...por hacer las cosas con prisa, no me percaté de que se estaba quemando el aceite. Cuando me di cuenta...que se estaba quemando, yo quise mover el sartén y no me...no me fije que estaba demasiado caliente y se me derramó el aceite en el brazo.
Ya las personas que trabajan conmigo me pusieron hielo y agua fría y una crema que compraron en la farmacia. Y dijeron que tener que irme al hospital.

palabras y frases útiles

- especialista en quemaduras — burn specialist
- él llegó — he arrived
- quinto piso — fifth floor
- no me dejó salir — he did not let me leave
- Me dijo iba a esperar — he said he was going to wait
- limpiar — to clean
- las enfermeras — the nurses
- tercer grado — 3rd degree
- tenía que esperarse — he had to wait
- para que...dejara de avanzar — until it would stop advancing
- entonces...iba a decidir —then...he'd decide
- si me operaba — if he would operate
- o..me pudiera curarse — or...I could heal on my own
- iba a programar — he was going to schedule me
- para que me hicieran la operación — so that they'd operate

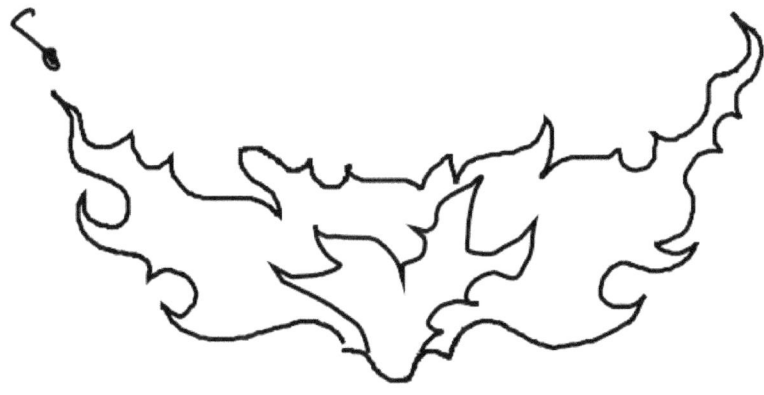

quemadura II

Después de esto me fui al hospital y cuando fui a primeros auxilios, me mandaron...me dijeron que van a mandar un médico especialista en quemaduras.
Y él me...él llegó.
Eso fue rápido...como treinta minutos. Llegó el médico y me evaluó la quemadura y me mandó al quinto piso. Ya no me dejó salir. Me dijo iba a esperar hasta...me dijo que me van a limpiar la quemadura. Me limpiaron las enfermeras y luego llegó a evaluarme nuevamente y me dijo que era quemadura de tercer grado. Entonces, él me dijo que tenía que esperarse alrededor de...entre cuatro o cinco días para que la quemadura dejara de avanzar...
Y él —entonces— iba a decidir si me operaba, o este, me pudiera curarse, nada más. Entonces, esperé cinco días. Y él me dijo que sí. Que a los cinco días, que me dijo que iba a programar para que me hicieran la operación porque era una quemadura bastante fuerte.

palabras y frases útiles

-un estudio de la piel — a skin study
-para poder cubrir — to be able to cover
-el injerto — the graft
-quedó el hoyo — there was a hole remaining
-piel de puerco — pig skin
-empezar a cicatrizar — to start to scar
-reposar — to rest lying down
-tardó — it took (time)

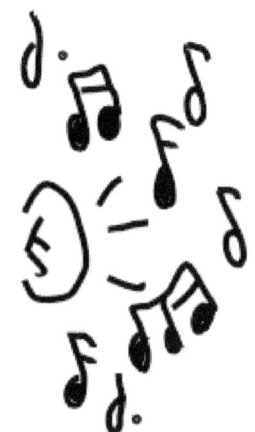

quemadura III

Okey...Después de esto, el doctor me dijo que me iba a hacer un estudio de la piel. A ver qué parte de mi cuerpo era...era la más indicada para poder cubrir la quemadura porque tenían que hacer un transplante.
Entonces, él tomó piel de mi pierna izquierda alrededor de veinte (20) centímetros cuadrados para poner el injerto de esa piel en el brazo.
El lógico es que...quedó el hoyo de la pierna y lo cubrieron con una...me dijo que iba a cubrir con piel de puerco porque es la única que es compatible con el ser humano y que alrededor de veinte días iba a empezar a cicatrizar y caerse...este...
la piel de puerco.
Entonces, él me dijo que tenía que reposar mucho y empezar a caminar. Pero eso tardó como unos treinta y cinco (35) días.

palabras y frases útiles

-no estoy seguro — I am not sure
-me siento así — I feel this way
-he sentido así — I have felt this way
-el trabajo que nos están dando — the work they are giving us
-deprimido — depressed
-calificaciones...que me empeoren — grades..that they get worse
-sí me importa bastante — yes, it's pretty important to me
-mi ánimo no está muy alto — my mood is not very high

 ## La depresión y la salud mental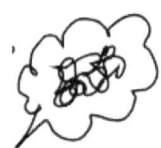

Hola, doctor. Vine hoy porque estoy muy triste. De verdad, no estoy seguro porque me siento así. Para las dos...sema(nas)...dos meses...ya he sentido así, sin querer a hacer...no quiero ir a la escuela. No...Ya estoy muy cansado durante el día.
Yo soy un estudiante de la escuela de medicina y pues, estoy teniendo muchas dificultades con mi estrés, con todo lo...el trabajo que nos están dando y de verdad ya me siento un poco deprimido. No sé (No estoy seguro) si es eso o no. Y por eso, vine hoy a la oficina porque, pues, está afectando mi vida en la casa. No quiero ir a ver mis amigos. Durante la noche no puedo dormir porque me quedo pensando sobre todo el trabajo que tengo hacer el próximo día. Y pues, ahora me está afectando mis calificaciones en mis clases y de verdad no quiero que me empeoren en la escuela porque es algo que sí me importa bastante pero es que mi ánimo no está muy alto ahorita. Y ojalá (tú) me puedes ayudar.

palabras y frases útiles

-con miedo — fearful
-Lo que pasó fue que — what happened was
-tuvimos una discusión — we had an argument
-se puso todo bravo, molesto —he got angry and annoyed
-gritar — to scream
-de repente — all of the sudden
-una cachetada...el cachete — a slap...on the cheek
-un morado / moretón — a bruise (purple color)
-agarrar por el cuello — to grab by the neck
-tratar de jalar — to try to pull
-rasguñar / rasguños — to scratch / scratches
-Yo quisiera que — I would like (if it were possible)
-alguien me ayudara — someone would help me (if possible)
-un consejero— counselor
-yo quiero a mi marido — I love my husband

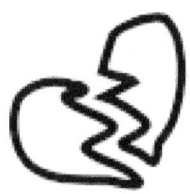

La violencia doméstica

Ay, doctor, es muy difícil hablar de esto porque, pues...es muy delicado. Y me siento mal, muy mal. Me siento con miedo, nerviosa. Eh...no sé que hacer.
Lo que pasó fue que tuvimos una discusión—mi esposo y yo—y pues...se puso todo bravo, molesto. Se puso violento. Empezamos a discutir. Empezó a gritar y de repente, pues...me dio una cachetada bien fuerte en el cachete. No sé si tengo un morado. Quizás tengo un poquito morado. No sé.
Y también pues, me agarró por el cuello, y pues, yo... como traté de jalar de, de escaparme, pues, me rasguñó. Me duele aquí por el cuello. Siento el rasguño.
En realidad, pues, ¿cómo le digo?...Es bien difícil hablar de esto. Estoy muy nerviosa. Y pues, no, no me siento segura en mi casa. Yo quisiera que usted o alguien me ayudara con consejero o con alguien que nos pueda hablar y ayudar. Porque pues...yo quiero a mi marido y pues, quisiera tratar de resolver esta situación.

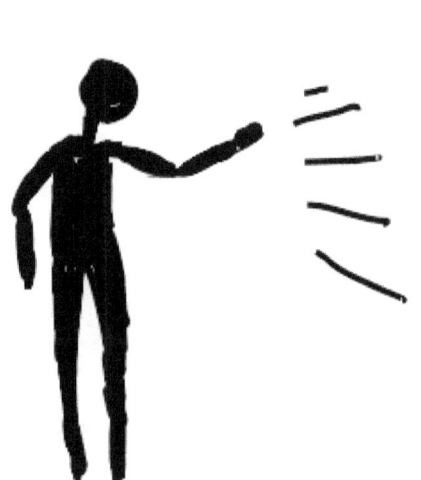
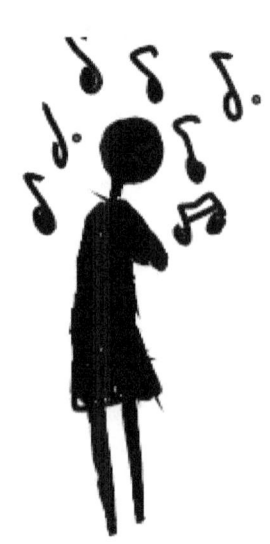

La violencia doméstica

Tranquila, señora ¿**Sabe usted dónde está**?
Calma mi vida, Usted está en la sala de emergencias.

Yo hablo un poco de español. **¿Usted habla inglés?**
Hablo un poco de español. **¿Prefiere hablar español?**

Señora, usted tiene **un corte** en la mejilla.
Señorita, tiene **un moretón** en la mejilla.
Señora, usted tiene unos **rasguños** en la mejilla.
Señorita, tiene **una herida** en la mejilla.

Tiene un moretón **al lado de**l ojo derecho.
Tiene una herida **arriba de**l ojo derecho.
Tiene una laceración **debajo de**l ojo derecho.

Tiene una herida **dentro de** la boca.
Tiene un moretón en **el lado derecho** de la cara.
Tiene un corte en **el lado izquierdo** de la cara.

Señora, **¿cómo se siente?**

¿Usted se siente…
amenazada
deprimida
sola?

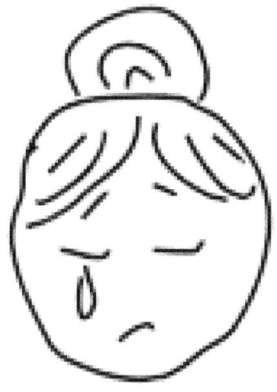

En su relación con su pareja, él…
¿**le grita** frecuentemente?
¿**le amenaza** físicamente?
¿**amenaza** a sus hijos?
¿**le intenta** controlar?
¿**le obliga** a tener relaciones sexuales cuando usted no quiere?

¿**Cómo aparecieron esos** los moretones en la cara?
¿**Cómo aparecieron esos** rasguños en la mejilla?
¿**Cómo apareció** la herida arriba del ojo?
¿**Cómo apareció** la herida a lado de la boca?

Permítame, voy a examinar **los moretones** en la cara.
Permítame, voy a examinar **los rasguños** en la mejilla.
Permítame, voy a examinar **las heridas.**
Permítame, voy a examinar **la herida** arriba del ojo.

Señora,
¿Conoce la persona que **le lastima**?
¿Conoce la persona que **le grita**?
¿Conoce la persona que **le amenaza**?
¿Conoce la persona que **le golpea**?

palabras y frases útiles

-Antes — Before
-yo tomaba — I used to drink
-los fines de semana — the weekends
-la mota y la piedra — marijuana and crack cocaine
-Terminaba estar afuera — I would end up being outside
-saber — to know
-se me antoja — it tempts me

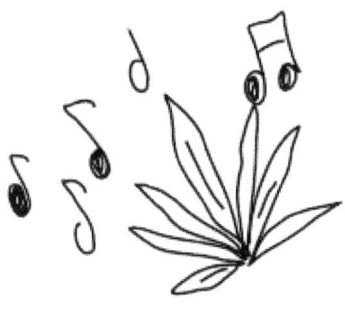

El uso de drogas ilícitas

Doctor, no he usado drogas por dos años ahora y estoy muy feliz. Antes yo tomaba seis cervezas los fines de semana y luego, también, la mota y la piedra.
Terminaba estar afuera toda la noche y no saber lo que estaba haciendo. Me arrestaron algunas veces. Estoy muy feliz que ya no uso drogas. Ahora tengo mi familia.
Pero...quiero ser honesto: Todavía se me antoja mucho cuando veo las mismas personas de antes.

palabras y frases útiles

-estado de ánimo — mood
-nos alimenta el cerebro — he feeds our brain
-con tantas mensajes — with so many messages
-saber — to know
-la decisión de uno toma hoy — the decision one makes today
-tomar una decisión — to make a decision
-es lo que aprecia mañana — it what one appreciates tomorrow

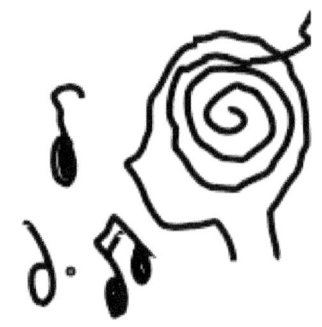

el estado de ánimo

Mi estado de ánimo, en últimas semanas, es altamente bueno. Porque realmente...yo tengo un pastor. Se llama Julio, no, Jesús Calindo—no Julio. Él es tan especial que nos alimenta el cerebro con tantas mensajes muy buenos y realmente ayuda el cerebro a uno saber que la vida es la vida. Y que la vida tiene de todo. Tiene buenas cosas y malas cosas. Y que la decisión de uno toma hoy es lo que aprecia mañana.
Entones, mi estado de salud—aunque todos tengan problemas—es casi excelente.

palabras y frases útiles

-que he tenido últimamente — that I have had lately
-me cuesta mucho dormir — it is very difficult to sleep
-temblar las manos — my hands shake
-podría estar originando — could be originating / the source
-eso me tiene demasiado ansiosa — this has me too anxious

el estrés y la ansiedad

Ahora quiero hablarle sobre el problema que he tenido últimamente con estrés y ansiedad. Creo que estoy muy ansiosa todo el tiempo y...pues, siento que mi corazón está más acelerado de lo normal. También algunas noches, me cuesta mucho dormir. Pienso demasiado. Y luego...
También, dependiendo...si como temprano o no, me pueden temblar las manos o el cuerpo. Y pienso que sí, mi trabajo es muy estresante. Sí, he tomado algunas pastillas. Yo he tomado algún té para combatir la ansiedad. Pero no sé que más podría estar originando la ansiedad.
Pues he tenido muchos cambios últimamente. Empecé un nuevo trabajo. Vivo en otra ciudad. Y... creo que eso me tiene demasiado ansiosa.
Pero, ¿qué más puedo hacer? Pues...no sé.

La salud mental

¿Tienes **ansiedad**?
¿Tienes **depresión**?
¿Tienes **problemas al dormir**?
¿Tienes **pensamientos de hacerse daño**?
¿Tienes **pensamientos de suicidio**?
¿Tienes **falta de energía**?
¿Tienes **falta de ganas** de hacer cosas que antes te gustaban hacer?

¿Has experimentado **alucinaciones**?
¿Has experimentado **ver cosas que otros no ven**?
¿Has experimentado **oír cosas que otros no oyen**?
¿Has experimentado **ver cosas que no son reales**?

Es posible que sufras del **trastorno bipolar**.
Es posible que sufras de **ataques de pánico**.
Es posible que sufras de **esquizofrenia**.
Es posible que sufras de **trastorno obsesivocompulsivo**.
Es posible que sufras de **depresión mayor**.
Es posible que sufras del **trastorno de hiperactividad déficit de atención**.

¿Cómo te sientes?

Me siento _____.

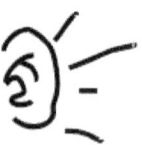

ansioso	anxious
estresado	stressed
desanimado	down
deprimido	depressed
frustrado	frustrated
desilusionado	disappointed
aterrorizado	terrified
dependiente	dependent
avergonzado	ashamed/embarrassed
adicto	addicted

¿Tienes mucho/a/os/as _____?

Sí, tengo mucho/a/os/as _____.

ansiedad	anxiety
estrés	stress
pesadillas	bad dreams
dificultades dormir	difficulties sleeping
miedo	fear
rabia	anger/rage
antojos	cravings

¿Cómo te hace sentir la situación?

Me siento _____.

abusado	abused
abandonado	abandoned
solo	isolated/ alone
raro	weird
culpable	guilty
inseguro	unsafe
inquieto	restless
celoso	jealous
enojado	angry
furioso	furious
atrapado	trapped
caótico	chaotic

¿Quieres hablar del/ de la _____?

abandono	abandonment
negligencia	negligence
muerte	death
suicidio	suicide
divorcio	divorce
abuso sexual	sexual abuse
violación	rape

Nombres callejeros para las drogas ilegales

la cocaína	…piedra, roca, nieve
las metanfetaminas	…cristal, vidrio, hielo
los alucinógenos	…ácido, cielo azul
la anfetamina PCP	…polvo de ángel
la heroína	…alquitrán negro, basura, lodo
los narcóticos analgésicos	…fentanila, codeína
el cannabis	… mota, pasto, hierba, marijuana
drogas psicotrópicos	…hongos, peyote

CAGE en español

Cut back? **A**nnoyed? **G**uilty? **E**ye-opener?

¿Bebes **alcohol**? (tú)
¿Has intentado **beber menos**?
¿**Te molesta** cuando alguien te pregunta sobre el alcohol?
¿**Te sientes culpable** al beber alcohol?
¿**Alguna vez has manejado** bajo la influencia de alcohol?
¿**Alguna vez has tomado** un trago por la mañana?

¿Bebe **alcohol**? (usted)
¿**Cuánto** alcohol bebe usted?
¿**Hay veces que bebe más**…como los fines de semana?
¿**Ha tratado** de reducir la cantidad que bebe?
¿**Ha sentido** molesto porque alguien lo critica por beber?
¿**Ha sentido** avergonzado por beber?
¿**Ha tomado** alcohol por la mañana al despertarse?

Salud mental y tratamiento para adicción a las drogas

¿Cómo se siente usted hoy?

Me siento **ansioso y agitado**.	anxious y agitated
Me siento **preocupado**.	worried
Me siento **agotado**.	exhausted
Me siento **agobiado**.	overwhelmed
Me siento muy **cansado**.	tired
Me siento **triste y inútil**.	sad and useless
Me siento **rechazado**.	rejected
Me siento **avergonzado**.	ashamed
Me siento **deprimido**.	depressed
Me siento **desilusionado**.	disappointed
Me siento **desesperado**.	desperate

¿Cómo está su **estado de ánimo**?

Estoy **preocupado**.	worried
Estoy **enojado**.	angry
Estoy **agotado**.	exhausted
Estoy **deprimido**.	depressed
Me siento **culpable**.	guilty
Me siento **asustado**.	scared
Me siento **avergonzado**.	ashamed

¿Cómo ha estado su estado de ánimo últimamente?

Últimamente, he estado muy **agitado**.
Últimamente, he estado muy **enojado**.
Últimamente, he estado muy **triste**.

¿Cómo le afecta _____ en la vida diaria?

su religión	your religion
su ansiedad	your anxiety
su depresión	your depression
sus problemas al dormir	your problems sleeping
el estrés	stress

¿Hay algo que **le hace sentir contento**?
¿Hay algo que **le alivia la ansiedad**?
¿Hay algo que **le hace sentir menos estresado**?
¿Hay algo que **le hace sentir más tranquilo**?
¿Hay algo que **le alivia el estrés**?

Tengo miedo de que **algo malo me vaya a pasar**.
Tengo miedo de que **mi novio me vaya a abandonar**.
Tengo miedo de que **las pesadillas vayan a empeorar**.

Me siento frustrado con **mis problemas económicos**.
Me siento avergonzado de **mi adicción**.
Me siento culpable por tener **problemas con las drogas**.
Me siento desanimado por haber abandonado **la escuela**.

Tengo mucha rabia por haber sido **abusado** por mi novio.
Tengo mucha rabia por haber sido **violado**.
Tengo mucha rabia por haber sido **abandonado** por mi familia.

Tengo miedo de volverme adicto a **los narcóticos**.
Tengo miedo de volverme adicto a **la heroína**.
Tengo miedo de volverme adicto **al cristal**.

No creo que mi situación **vaya a mejorar**.
Dudo mucho que mi situación **vaya a mejorar**.
Quiero que mi familia **me ayude**.
Espero que mis doctores **me ayuden**.
Ojalá Dios **me ayude**.

¿Por qué crees que estás…
pasando por estas dificultades?	these difficulties
sufriendo de esta ansiedad?	this anxiety
teniendo estas pesadillas?	these nightmares
sintiendo esta rabia?	this rage

¿Estás **comiendo** bien?
¿Estás **durmiendo** bien?

palabras y frases útiles

-Ella suele ser — She is usually
-trabajadora — hardworking
-Con los vecinos — with the neighbors
-siempre se los saluda — she always says "Hi" to them
-últimamente — lately
-no los reconoce — she does not recognize them
-me he dado cuenta que — I have realized that
-ha empezado a actuar — she has begun to act
-muy extraña — very strange
-Haz esto — Do this
-se le está olvidando algunas cosas — she is forgetting things
-quiero saber
-un comienzo de un derrame cerebral
-que a ella le está causando — that is causing her

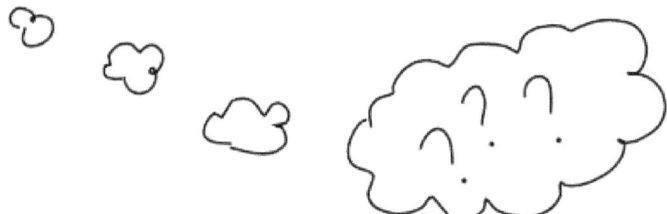

la memoria

Doctor, Buenos días. Estoy aquí—mire—porque estoy muy preocupada. Mi madre tiene sesenta y ocho años. Ella suele ser una persona muy...este...muy trabajadora, muy activa, muy sociable.
Con los vecinos, siempre se los saluda.
Y le encanta estar trabajando en el jardín. Pero últimamente los vecinos la saludan y a veces no los reconoce o ella piensa que no le están hablando a ella.
Entonces, me he dado cuenta que ha empezado a actuar diferente...de una manera muy extraña. Yo le doy direcciones: "Haz esto mami, por favor" y ella hace otra cosa.
Entonces, se le está olvidando algunas cosas y a mí eso me preocupa mucho porque quiero saber si esto es un comienzo de un derrame cerebral o puede ser a otra causa...que ella...otro motivo o problema que a ella le está causando, que esté perdiendo la memoria...este...cada vez más.

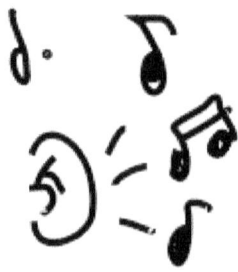

Queja principal: La hija de una mujer de edad avanzada dice que está preocupada porque su mamá está olvidando cosas y parece **confundida y desorientada**.

¿La paciente tendrá _____?

demencia	dementia
pequeños derrames	small strokes
neuropatía	neuropathy

1) <u>Orientación a la persona</u>

-¿Cómo se llama **usted**?

-¿Usted **tiene marido**?

-**¿Tiene hijos**? ¿Cuántos hijos? ¿Cómo se llaman?

-**¿Con quién vive** usted? **¿Con quién está** usted hoy?

2) <u>Orientación al lugar</u>

-¿Sabe usted **dónde estamos**?

-Dónde vive usted? ¿Cuál es **su dirección**?

-**En qué ciudad** estamos?

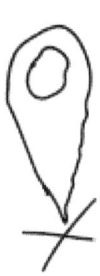

3) <u>Orientación al tiempo</u>

-**¿En qué mes** estamos? ¿En qué año estamos?

-¿Cuál es **la fecha de hoy**? / ¿Sabe usted la fecha?

-Por favor, **describa** lo que hizo esta mañana.

-Por favor, **cuénteme** lo que pasó ayer.

Un examen neurológico

¿Tiene usted problemas **para tragar líquidos**?
¿Tiene usted problemas **para tragar comida**?
¿Tiene usted problemas **con atragantar líquidos**?
¿Tiene usted problemas **con atragantar comida**?

¿Alguna vez ha sufrido usted **desmayos**?
¿Alguna vez ha sufrido usted **pérdida de memoria**?
¿Alguna vez ha sufrido usted **pérdida de fuerza**?
¿Alguna vez ha sufrido usted **pérdida de equilibrio**?
¿Alguna vez ha sufrido **debilidad en las extremidades**?

¿Tiene usted dificultad para _____ lo que la gente dice?

comprender	understand
oír	hear
recordar	remember

¿Por cuánto tiempo duran **las migrañas**?   migraines
¿Por cuánto tiempo duran **los mareos**?   dizziness
¿Por cuánto tiempo duran **los desmayos**? fainting
¿Por cuánto tiempo duran **los espasmos**? spasms
¿Por cuánto tiempo duran **los tremores**?   tremors

¿Ha notado algún cambio
en su capacidad de _____ cosas?
recordar	remember
comprender	understand
ver	see
oír	hear

¿Alguna vez ha tenido un _____?
derrame cerebral	stroke
herida en la cabeza	injury to the head
ataque epiléptico	seizure

¿Podía hablar? ¿Podía moverse los brazos y las piernas?
¿Podía mover el lado derecho? ¿el lado izquierdo?

El chequeo neurológico

1) Coordinación

Por favor…
a. **CIERRE** los ojos y **TOQUE** la naríz…Bien.
b. **ABRA** los ojos. **TOQUE** mi dedo y **TOQUE** la naríz.
c. Ahora **con la otra mano**…Bien.

2) Balance/Equilibrio y Fuerza

Por favor…
a. **PÓNGASE** de pie. **CIERRE** los ojos y **NO SE MUEVA**.
b. **SIÉNTESE** y **MUEVA** la pierna contra mi resistencia.
c. Ahora **con la otra pierna**…Bien

3) Reflejos

Necesito checar los reflejos. Por favor…
a. **RELAJE** la pierna. Voy a darle un golpecito en la rodilla.

4) Sensación y Propiocepción

Necesito checar los nervios de los pies. Por favor…
a. **QUÍTESE** los zapatos y calcetines.
b. **CIERRE** los ojos.
c. **DÍGAME** cuando siente algo.
d. ¿Ésta sensación es **punzante o suave**?
e. ¿Ésta sensación es **"arriba" o "abajo"**?

5) El sentido de oler (smell)

Por favor, **HUELA** esto…¿De qué huele?

6) Cognición

Por favor…
a. **DIBUJE** un reloj.
b. **PONGA** los números en el reloj y **PONGA** la hora 7:30.

palabras y frases útiles

-llevar un horario fijo — to carry out a fixed schedule
-Entre más...mejor van las cosas — the more...the better it goes
-se vuelve — it becomes
-bien difícil de aguantar — pretty difficult to manage / handle
-Si viera los berrinches — if you only saw the tantrums
-que tira — that he throws
-Nos pega y patea — he hits and kicks us
-hasta nos muerde — he even bites us
-para evitar que esto lo pase — to avoid that this happens
-cuando José se altera — when Joseph gets upset
-el bienestar y la seguridad — the wellbeing and safety
-de sus hermanitos — of his younger siblings

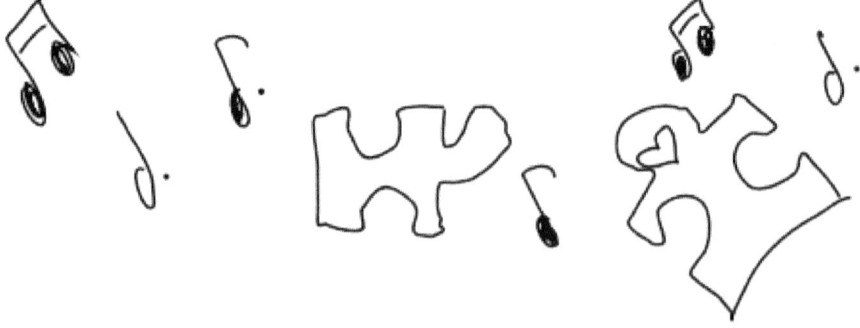

el autismo

Bueno, doctor. Usted sabe muy bien que cualquier familia que tiene un hijo con autismo tiene que hacer las cosas de ciertas maneras. Entre más nos dedicamos a llevar un horario fijo con José, mejor van las cosas. Si alguien le interrumpe el horario, se vuelve bien difícil de aguantar.
Si viera los berrinches que tira, hasta se pone violento. Nos tira sus juguetes. Nos pega y patea. Y algunas veces, hasta nos muerde. No sé como controlarlo cuando él llega a este punto.
¿No verá algún medicamento que le puedan botar para evitar que esto lo pase?
Aunque hacemos todo lo possible para seguir su horario fijo y mantenerle en su ritmo, de vez en cuando no se puede. Ni su música—que lo que normalmente lo mantiene quieto—ayuda cuando José se altera.
Yo estoy muy preocupada por el bienestar y la seguridad de sus hermanitos porque ellos no se pueden defender.

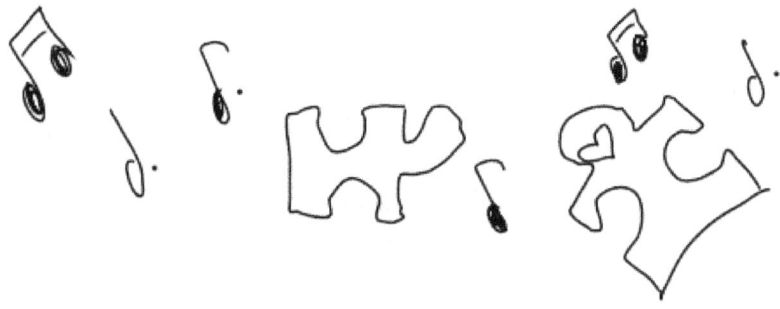

palabras y frases útiles

-he experimentado — I have experienced
-mis niños eran pequeños — my kids were little
-se comenzó a portar mal — She started to behave badly
-yo amaba mucho a ella — I loved her very much
-yo sentí eso — I felt that
-logré superar — I succeeded in overcoming
-el ser humano — the human being

la depresión

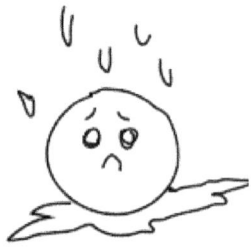

Sí, he experimentado ansiedad, ataque de nervios, depresión. Es normal. Principalmente, en mi primer matrimonio, cuando mis niños eran pequeños y mi esposa se comenzó a portar mal—y yo amaba mucho a ella y a mis hijos. Entonces ella actuaba muy mal. Yo tuve mucha depresión por un tiempo. Recuerdo muy bien esto fue en mil noventa y seis hasta noventa y ocho (1996-1998).
Y yo sentí eso...que es depresión, que es ansiedad... todo eso.
Y eso es normal en la vida. Pues...en la vida hay de todo. Y yo logré superar eso. Y yo sé que mucha gente, pues, aveces, por...tal vez por su mentalidad no puede superarlo.
Pero uno puede superarlo. La verdad es toda en la vida uno puede superarlo si uno quiere. No hay imposible en la vida. Todo es posible cuando uno lo quiere. Pero la ansiedad y la depresión es normal en el ser humano.

palabras y frases útiles

-no lo noté — I did not notice
-la espalda — the back
-piel demás — extra skin
-el cien por ciento — 100 %
-no quise — I refused/I did not want

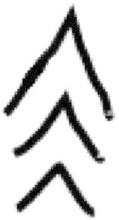
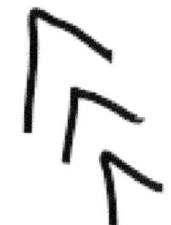

el síndrome de Downs

Hola, doctora. Adelante. Pase.
Aquí estoy. En la cama. No puedo decir que muy contenta. Estoy contenta que nació mi niña pero no muy contenta porque nació con...con síndrome de Downs.
Este...yo...la verdad...que ayer vinieron unos doctores a checar a Rubí—y como está muy chiquita, yo no lo noté. Pero ellos dijeron que tiene la parte de la espalda...tiene una...tiene piel demás. Tiene piel demás. Y que eso no es normal. Entonces, decidieron hacerle examen de síndrome de Downs y salió el cien por ciento.
Mi pregunta es ¿por qué ellos no me lo dijeron cuando ellos me hicieron el ultrasonido? ¿Por qué en el ultrasonido no lo detectaron? Y también, yo no quise que me hiciera el examen de amniocentesis. Yo no lo quise tener. Entonces, tampoco salió en el ultrasonido que ella tenía síndrome de Downs.
Pero...quisiera saber por qué motivo no
lo detectaron.

palabras y frases útiles

-A mi esposo le hallaron — In my husband they found
-es muy terco — stubborn
-rehusa a hacer — refuses to do
-Primero que nada — first of all
-Menos azúcar — less sugar
-bajar de peso — lose weight
-Y si hubiera... — And as if he has done it!
-aumentado — gained
-Está más gordo que nunca — he is heavier (fatter) than ever
-es demasiado galán — he's too much of a "prince"
-alrededor de la cuadra — around the block
-de la vecindad — of the neighborhood
-aunque sea algo — even though that's something
-sus niveles de azúcar — his levels of sugar
-los lleva altísimos — he carries them really high
-sus pies — his feet
-pierna — leg
-su vista — his vision

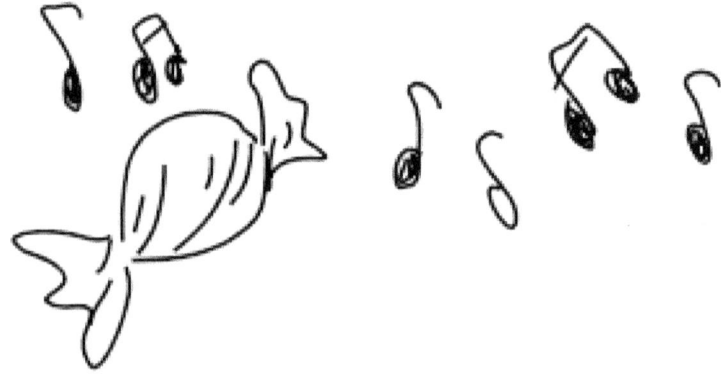

la diabetes

A mi esposo le hallaron la diabetes hace unos cinco años. Pero él es muy terco y rehusa a hacer lo que le dicen los doctores. Primero que nada le dijeron que cambiara a su dieta. Que consumiera porciones más pequeñas. Menos azúcar. Menos carbohidratos.
Pero él no ha cambiado para nada.
También le dijeron que tenía que bajar de peso.
Y si hubiera...
¡Ja! Lo único que ha hecho es aumentado. Está más gordo que nunca. Él dice que no le gusta hacer ejercicio ni cualquier deporte. Y es demasiado galán para salir cada noche y caminar alrededor de la cuadra de la vecindad aunque sea algo.
Sus niveles de azúcar, los lleva altísimos. Y la insulina solo le ayuda un poco. Últimamente ha estado teniendo muchos problemas con sus pies. Yo temo que algún día los doctores le van a tener que amputar su pierna. También le está afectando su vista. Él está en muy malas condiciones.

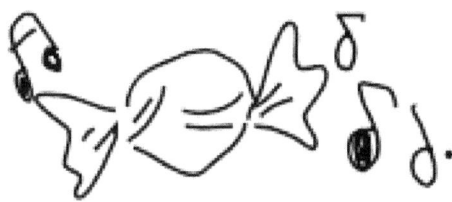

palabras y frases útiles

-estar tranquilo — to be calm
-tratando de enseñar — trying to teach
-estar sentado — to be seated
-no me hace caso — he does not pay me attention/ mind me
-estar callado — to be quiet

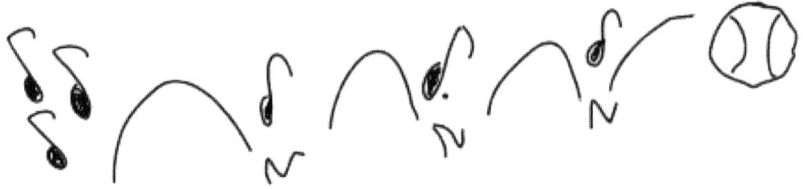

el trastorno por déficit de atención e hiperactividad

Hola, doctor. Vengo por ayuda por mi hijo. Él está muy mal en la escuela. Su maestro me dijo...su maestro de primer grado me dice que no se puede estar tranquilo. Está siempre hablando cuando la maestra está tratando de enseñar. Y no puede estar sentado en su silla. En la casa, él no me hace caso. Tengo que decirle muchas veces que limpie su cuarto. Él es muy activo y no puede estar callado en la iglesia. Doctor, ¿qué podemos hacer?

palabras y frases útiles

-Me acaban de decir — they just finished telling me
-grave — serious
-sobrevivir — survive
-las heridas — injuries
-tanta angustia — so much anguish
-me arrepiento de — I am sorry for
-no haber mejorado — not having improved
-nos peleamos — we fought
-Nos dejamos de hablar — we stopped speaking to each other
-yo decidí disculparme — I decided to apologize
-Es lo mejor que — it's the best
-yo pude haber hecho — I could have done

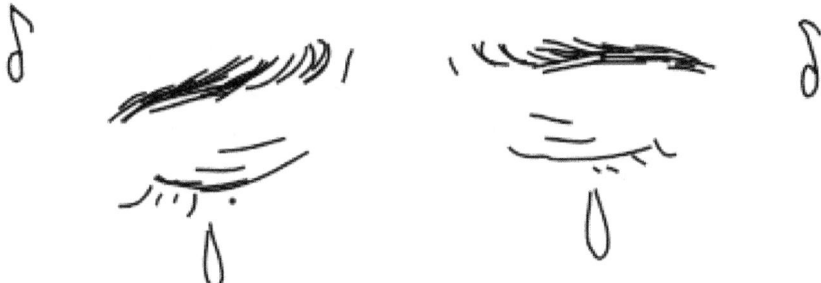

remordimiento

Me acaban de decir que mi hermana tuvo un accidente automovilístico y que ella está muy grave. Lo más probable es que ella no vaya a sobrevivir a causa a todas las heridas que tiene.
Siento tanta angustia y no sé qué hacer. En este momento me arrepiento de no haber mejorado las cosas entre nosotras dos mucho más antes.
Cuando éramos más joven, hacíamos todo juntas. Jugábamos, salíamos al cine, de compras hasta que un día, nos peleamos—porque a las dos nos gustaba mucho Miguel.
Nos dejamos de hablar por varios años hasta que finalmente yo decidí disculparme y las cosas quedaron bien entre las dos.
Es lo mejor que yo pude haber hecho porque hemos gozado tanto en ese último año. Yo la amo mucho y siento paz sabiendo que ella lo sabe. Todavía tengo la esperanza que ella vaya a estar bien.

Como hablar a la familia sobre la muerte del paciente

La familia necesita venir **ahora**.
La condición del paciente **es crítica**.

Hubo muchas **complicaciones**.
Intentamos resucitarlo, pero **fallamos**.

Hicimos todo lo posible, **pero falleció**.
Hicimos todo **lo que pudimos**.

Siento mucho **su pérdida**.
Lo siento mucho.

www.ingramcontent.com/pod-product-compliance
Lightning Source LLC
Chambersburg PA
CBHW072140170526
45158CB00004BA/1454